100年はたらく腎臓をつくる！
「腎トレ」ウォーキング

根来秀行

JN253310

青春新書
INTELLIGENCE

はじめに

日本人の寿命は延び続け、「人生100年時代」といわれるようになりました。長生きは喜ばしいことですが、健康な体であってこそ楽しめるもの。そのためには腎臓が元気であることが欠かせません。

いきなり「腎臓」といわれても、ピンとこないかもしれません。

あなたは自分の腎臓がどこにあるのか、わかりますか？

そもそも日常生活のなかで、腎臓を意識したことがありますか？

腎臓は、背中側の腰より少し上にある、左右2つの臓器です。大きさは握りこぶし大で、1つ150gほどの重さの、そら豆のような形をしています。

胃や腸のように痛みを感じることもほとんどない、不調があっても自覚することもほとんどない。便秘や下痢、胃のムカつきやもたれを話題にすることはあっても、腎臓関連の症状については、まず話題にされません。胃腸のように、内視鏡でダイレクトに見ることもできません（ちなみに腎臓の様子を正しく知るには、画像検査や血液検査、尿検査の他、詳細には腎生検といって、全身麻酔をして腎臓の組織を採取する必要があります）。

裏を返せば、快調のときもわかりにくい。それゆえに、普段は注目されることが少ない地味な臓器ともいえます。

しかし、この本が、みなさんのそうした認識を大きく変えることになるでしょう。

腎臓が一躍注目を集めたのは、２０２４年3月末に報じられた、紅麹《べにこうじ》サプリメントの薬害問題です。サプリメントの摂取により、命にも関わるような腎障害が起きているケースが多数あることが判明したのです。

腎臓は、ただ尿をつくる臓器ではありません。私たちの命を守る、体にとって重要なさまざまな役割を担っています。

腎臓は、血液をきれいにしてくれる臓器です。体内に蓄積する老廃物を排泄《はいせつ》するだけでなく、体内の水分量や塩分、電解質、酸性・アルカリ性のバランスを一定に保つはたらきがあります。

私たちの体には毎日いろいろなものが取り込まれますが、腎臓はそれに柔軟に対応し、体内環境が常に一定のバランスに保たれるように調整してくれています。極端にいえば、どんなに暴飲暴食をしたとしても、それに対応し、いつも通りに生命活動ができるように体内バランスを整えてくれるという頼もしい存在なのです。

一方、腎機能が低下すると、老廃物や毒素は処理しきれずに体内にたまってしまうことなり、全身に悪影響が及びます。

また、腎臓は、一度機能が壊れてしまったら、今の医学では元通りに治すことはできません。腎機能が著しく低下してしまったら、人工透析や腎移植を余儀なくされてしまいます。

腎臓はまさに「縁の下の力持ち」として、私たちの体を支えてくれているのです。しかも、その力は絶大です。腎臓ほど、機能を失ってからその大切さに気づかされる臓器はないかもしれません。

「健康診断で何も指摘されていないから大丈夫」というわけではありません。実は腎臓は、加齢とともにある程度機能が低下していくことは避けられません。生活習慣が乱れている人の場合、なおさら腎機能が低下する可能性が高まります。


しかし、腎臓を守る方法はあります。ヒントは血管、なかでも「毛細血管」にあります。

実は腎臓の中枢でもある糸球体《しきゅうたい》という部位は、毛細血管のかたまりといわれるほど、たくさんの毛細血管が集まってできています。ということは、毛細血管の状態をよくすることが、腎臓の機能を保つことにつながるのです。

そのもっとも簡単な方法が、歩くことです。ウォーキングにはさまざまな健康効果があることが知られていますが、実は、ウォーキングによって腎機能が改善した、高血圧や高血糖が改善したという報告が多数あります。

私は医師として、日本、そしてハーバード大学やソルボンヌ大学などで研究・臨床・教育活動を行っていますが、腎臓に対する運動の効果、特にウォーキングの効果についてはは以前から注目しており、長い時間をかけて研究を行ってきました。そこで今回、さまざまな研究成果やエビデンスをもとに、より効率よく毛細血管にはたらきかけて「腎臓力」をアップさせる「腎トレ」ウォーキングというテーマで本書を記しました。

今現在、腎臓に問題がないと思っている人も、ちょっと腎臓の数値が気になるという人も、長く人生を楽しむために「100年はたらく腎臓」をつくっていきましょう。

目次

■第2章■

腎臓は体の浄化装置

第3章

「腎臓力」は毛細血管でアップする！

第4章

「腎トレ」ウォーキング準備編 「腎臓力」を高める休息法

第5章

腎臓が元気になる！「腎トレ」ウォーキング

■第6章■

「腎トレ」ウォーキング完結編
「腎臓力」を高める食事

本文イラスト　上田惣子
本文デザイン　ベラビスタスタジオ
編集協力　樋口由夏

■第1章■

「100年はたらく腎臓」をつくる!

サプリメントの薬害問題でクローズアップされた腎臓

腎臓は「沈黙の臓器」といわれており、普段から意識している人はそれほど多くはないかもしれません。

2024年3月、紅麹サプリメントの摂取で腎障害が起きたという薬害が報じられ、改めて腎臓の重要性を認識した人も多かったのではないでしょうか。また、サプリメントで腎機能がそんなに簡単に悪化してしまうのか、と驚いた人も多いでしょう。

ことの発端は、紅麹のサプリメントを摂取した人が健康被害を訴えたことでした。このサプリメントを摂取した人のなかに、腎臓の病気になり、人工透析が必要となる人や死亡者が出たのです。

紅麹とは、蒸したお米に紅麹菌を混ぜて発酵させたものです。サプリメントだけでなく、以前から食品にも多く使われていました。紅麹のサプリメントは、血中の悪玉コレステロールを下げると謳《うた》い、販売されていました。

この製品の特定のロットを調べたところ、毒性の高いプベルル酸が検出され、培養段階でプベルル酸が混入した可能性があることがわかってきました。プベルル酸は、青カビがつくる天然化合物です。厚生労働省の担当者は、プベルル酸は「マラリア原虫を殺すような活性があり、毒性が非常に高い」と説明。２０２４年5月15日時点で、大阪市で摂取後に健康被害を訴えた人の分析結果をまとめたものによると、具体的な症状としては倦怠感《けんたいかん》や手足のむくみなどが多くなっていました。

日本腎臓学会も調査に乗り出しました。サプリメントの摂取を中止するだけで、多くの人は症状の改善が見られた一方で、摂取をやめても腎機能が回復しない人もいたようです。回復しなければ、慢性腎臓病（58ページ参照）に進行する可能性もあり、実際、服用期間が長かった人のなかには、慢性腎臓病といえる状態になっている患者さんも何人かいたようです。

その後、厚生労働省は、プベルル酸が腎臓の尿細管《にょうさいかん》という部位の壊死《えし》を引き起こす作用があることを動物実験で確認したと公表しました（２０２４年5月28日）。日本腎臓学会では、これまで報告された多くの患者に、尿細管がダメージを受けることで起こる「ファンコニー症候群」の症状が見られたことを報告しています。

ただ、現時点ではまだプベルル酸が原因であるとは断定できず、引き続き調査を行っている状態です。

私も経過を注視していますが、問題のサプリメントは悪玉コレステロールを下げると謳っていたため、摂取していた人の多くは、もともと血圧や血糖値が高め、コレステロール値が高めなど、何らかの健康不安がある人だったと思われます。

まったく健康に問題のない方は、そもそもこのサプリメントを摂取しなかったものと思われるので、そこでは何らかの基礎疾患が影響を及ぼした可能性も考えられます。そして、その結果が腎障害であったことを考えると、直接的ないしは間接的に腎臓に影響を及ぼす要因がそこに存在したことになります。

腎臓と肝臓が、体に不要なものを処理している

健康のために薬やサプリメントを服用したはずなのに、なぜ、腎機能に限って機能障害が起きてしまうのか——そこには代謝と排泄経路が関わっています。

代謝とは、体内で行われる化学反応のこと。私たちは摂取した栄養素を合成・分解することで、エネルギーや生体物質などをつくり出しています。

薬やサプリメントには薬効がありますが、体内でその効果を発揮して、すぐにお役目終了であとは何もなくなる、ということではありません。基本的に「体内に入ったものは、体に取り込まれたもの以外は、体外に出る」ことになります。つまり、薬やサプリメントの効果としてはたらいたもの以外の物質は、排泄されることになるのです。

その経路は２つに分けられます。１つは肝代謝といって、肝臓で代謝されて腎臓や消化管から排泄されるルートで、比較的脂溶性の高い薬物はこのルートです。もう１つは腎排泄といって、水溶性の高い薬物で、多くは代謝されずに直接腎臓から排泄されるルートです。

薬やサプリメントを服用する人は、健康のために同じ薬やサプリメントをほぼ毎日服用し続けています。でも、微量であってもコンスタントに飲み続けることによって、同じ排泄経路を刺激し続けることにもなるのです。このプロセスにおいて、細胞はストレスを受けます。

わかりやすい例として、抗生剤で考えてみましょう。

抗生剤は、感染症などの治療に効果を発揮します。抗生剤を処方するとき、医師は肝臓のルートで排泄されるか、腎臓のルートで排泄されるかで分けて考えています。

特に腎臓系の病気のなかでも尿道炎や膀胱炎《ぼうこうえん》などの尿路に関する感染症の場合は、通常、腎臓のルートで排泄される抗生剤をチョイスします。腎臓のルートであれば、抗生剤が腎臓でろ過されて尿路から排泄されます。つまり、抗生剤の効力を持ったまま尿に出ていくと、その効力が尿路や膀胱にも届くわけです。そのため、目的とする場所で効果が速やかに発揮されます。これが肝臓のルートで代謝される抗生剤になると、目的地には遠回り、あるいは届かないということになってしまいます。

同時に、腎臓のルートの抗生剤は効力を発揮したあと、不要な成分も同じように腎臓を介してろ過されて排泄されます。その成分自体が悪いわけではない場合でも、それが腎臓に負担となる可能性があるのです。万が一、そこに異物が混入していた場合も然《しか》りです。

このように、排泄経路には、薬効としていい形で関係しうるというよい面と、副作用にも関係しうるという悪い面があることになります。

抗生剤に限らず、他の薬やサプリメントなどでも、腎障害を発症させる可能性のある物質があります。腎障害を発症させる性質をもつ化学物質による腎機能障害を、薬剤性腎機能障害と呼びます。

ちなみに今回の紅麹サプリの薬害問題では、腎臓で処理される過程で、何らかの物質によって腎臓が障害されたものと考えられます。

紅麹サプリの場合は尿細管がダメージを受けたという報告でしたが、腎臓とひと口にいっても、その構造は複雑です（34〜35ページ参照）。糸球体、尿細管、尿細管や毛細血管の間にある間質性《かんしつせい》のもの、腎臓の手前の部分にある腎前性のものなど、トラブルが表れる場所によって分類されます。

なお、どんな薬やサプリメントでも、過剰に摂取すれば腎機能障害を起こすことはありますし、適量でもアレルギー反応などにより腎機能障害を起こすこともあります。

腎臓の問題は、健康診断などで腎臓の数値が悪いなど、腎臓病のリスクを抱えている人だけにあるわけではありません。

特に加齢とともに腎機能や肝機能は低下し、代謝能力も低下していくため、注意が必要です。

健康のために十分な栄養を摂るなど、体に「入れるもの」を意識することも大切ですが、同時に「何を入れないか」、そして「出すこと」も意識する必要があります。そのためには、肝臓だけでなく、腎臓もいたわり、長持ちさせることを意識してほしいと思っています。

腎臓も年をとる

腎臓の機能低下にはさまざまな要因がありますが、その1つに「加齢」があります。年齢を重ねることで、腎臓病のリスクは上がっていきます。実際、腎臓病が慢性化した慢性腎臓病（CKD）の患者数は、加齢とともに上がっていくことがわかっています。

慢性腎臓病については、詳しくは第2章でお話ししますが、腎機能が低下していくさまざまな病気の総称です。生活習慣病が原因となって発症することが多く、実は糖尿病よりも患者数が多いため、「新たな国民病」ともいわれています。

日本の慢性腎臓病の患者数は、推計で約1330万人いるといわれています（「CKD診療ガイド2012」日本腎臓学会編）。慢性腎臓病は、その進行状況によってステージ1から5までの5段階に分けられますが、その中間であるステージ3の年齢別の割合は、

・80歳以上　男性43・1％、女性44・5％
・70代　男性27・1％、女性31・3％

・60代　男性15・6％、女性14・6％
・50代　男性、女性とも7〜8％
　となっています。

ちなみに、ステージ3とは5段階のステージのなかで、もっとも患者人数が多い段階です。特に腎臓病を患ったわけでも、暴飲暴食を続けたわけでもなくても、加齢に伴う変化だけでステージ3になる人も少なくありません。

ステージ3では腎臓機能が低下し、夜間頻尿、貧血、血圧上昇、むくみなどの症状が出てくる可能性はありますが、多くの人は「年だから」と片づけてしまう程度の症状で、腎機能が低下しているという自覚症状はまずないのです。

割合を見ると、50代では少ないものの、60代で2割弱、70代に入ると約3割と、その割合はぐんと高くなり、80代では半数近くの人が放っておいても慢性腎臓病になっていることになります。

60代を過ぎると割合が高くなる理由の1つに、毛細血管の減少があります。60代になると毛細血管の数が4割も減るのです。腎臓と毛細血管の関係については、このあと詳しく説明します。

腎臓は「毛細血管」が多い臓器

年齢を重ねるだけで腎臓の機能が落ちてしまう――この事実に、がっかりされた方もいるかもしれません。年齢に抗っても仕方がないではないか、と思われる方もいるでしょう。でも、まだ打つ手はあります。そのカギは、血管にあります。

血管には、動脈、静脈、毛細血管があります。血管と聞いて私たちがまず思い浮かべるのは動脈でしょう。たしかに動脈に何かトラブルが起これば、命に関わることもあります。それに比べて毛細血管は地味でマイナーなイメージを持たれがちですが、実は血液循環の主役は毛細血管なのです。

「人は血管から老化する」といわれていますが、毛細血管をいい状態に保つことがとても重要です。

なぜかというと、毛細血管は全身の血管の99%を占めており、全身の細胞に酸素、栄養、ホルモンや免疫細胞を届ける最前線の血管だからです。そして腎臓は、この毛細血管が非常に多い臓器です。というよりも、むしろ毛細血管のかたまりといってもいいくらいです。

ところで、全身で一番血流が多い場所はどこだと思いますか？

全身に血液を送り出す心臓でしょうか。それとも、エネルギーを多く消耗する脳でしょうか。正解は、なんと腎臓です。全身の血流の20～25％が腎臓に届いているのです。心臓や脳よりも多いなんて、意外ですよね。腎臓は毛細血管のかたまりだということが、よくおわかりいただけるでしょう。

毛細血管は、動脈と静脈の間をつなぐもの。血液は心臓のポンプ機能によって、体内を循環します。どんなふうに循環するかというと、

「心臓→大動脈→動脈→毛細血管→静脈→大静脈→心臓」

というのが一連の流れです。

血液は全身の各器官や細胞に酸素や栄養素を届け、不要となった二酸化炭素や老廃物を回収し、排出するはたらきがあります。当然、腎臓の毛細血管も、腎臓自体のために酸素や栄養素を届け、不要な二酸化炭素や老廃物を回収してくれています。

腎臓の糸球体という部位は、毛細血管が毛糸玉のように丸まって張り巡らされています。その姿をイメージするだけで、血流の圧力（血圧）の影響をとても受けやすいことがおわ

かりいただけるでしょう。

そして腎臓の毛細血管に流れ込んでくる血液成分のバランスが、腎臓の機能にも大きく影響するのです。

もちろん腎臓の毛細血管のはたらきはこれだけではありません。次章で説明しますが、これ以外にも、毛細血管は腎臓で重要なはたらきをしています。

腎臓を元気にするカギは毛細血管にあり！

先ほども触れたように、毛細血管は何の対策も行わないでいると、20代のピーク時に比べて、60代では4割くらい減ることがわかっています。動脈や静脈の数は生涯変わりませんが、残念ながら毛細血管は減る運命にあります。それまで新陳代謝を繰り返していた毛細血管は、年齢とともに減っていくのです。

加齢によって、毛細血管に絡みついていた周皮《しゅうひ》細胞という組織がゆるんでくると、血管の中身が漏れ出したり、血流が低下したりします。このような血管はやがて、管はあるけれど血液が流れていない「ゴースト血管」になります。ゴースト血管とは、いってみれば血管が死ぬ一歩手前の状態。この状態が長く続くと、完全に脱落してしまいます。

繰り返しになりますが、血管は体に必要な栄養素や酸素、そして不要となった二酸化炭素や老廃物を運ぶ重要な役割をしています。その血管の99％は、毛細血管なのです。

毛細血管が減ってしまえば、栄養や酸素は届きにくくなり、不要となった二酸化炭素や老廃物は、回収されにくくなります。また、毛細血管のなかには免疫細胞やホルモンも移動しています。そのため毛細血管が減れば、その先の細胞の機能も低下し、病気になったり、老化が進んだりしてしまうのです。

また、加齢によって慢性腎臓病も増加します。前にも述べたように、慢性腎臓病も毛細血管の減少率と同様、60代以降に目立って増えるということが統計的にわかっています。

加齢によるものに加えて、毛細血管が減る大きな要因として挙げられるのが、生活習慣です。つまり、加齢に生活習慣の乱れが加わると、腎臓の劣化は加速してしまいます。

運動不足や睡眠不足、暴飲暴食など食生活の乱れ、特に高脂質の食事や血糖値が上がりやすい高血糖の食事が続くと、毛細血管への負担が大きくなります。生活習慣の乱れが継続すれば、40代、50代であっても毛細血管は劣化し、減っていきます。

毛細血管はとても細くもろいため、血流が悪くなったり詰まったりすれば、すぐに影響を受けてしまいます。例えば高血糖の状態が長く続くと血管は傷つきます。特に、毛細血管が傷ついてしまいます。

生活習慣によって毛細血管が傷つけば、毛細血管のかたまりである腎臓も傷んでしまいます。さらにその状態が続くと、腎臓の機能は低下していきます。

特に糖尿病で高血糖の状態が長期間続くと、全身の毛細血管が傷つくとともに、次第に腎臓の機能が低下し、「糖尿病性腎症」という合併症を発症しやすくなります。

糖尿病性腎症では、早い段階では症状はなく、気づきにくいものですが、進行してくると体内の余分な水分や老廃物を尿として排泄する機能が弱まるため、むくみや気分が悪くなるなど、さまざまな症状が出てきます。

ちなみに毎年3万人以上の方が透析療法を始めていますが、そのうちの約4割は糖尿病性腎症によるもので、現状では、これが透析が必要になる原因でもっとも多いものです。

「100年はたらく腎臓」をつくる習慣があった！

毛細血管が多い腎臓という臓器は、毛細血管の影響をもろに受けてしまう臓器です。腎臓がよくなるか悪くなるか、その運命は毛細血管にあり！　といっても過言ではありません。

では、私たちは年齢を重ねるとともに毛細血管が減っていくのを、指をくわえて見ているしかないのでしょうか。

決してそんなことはありません。実は毛細血管は、増やすことができるのです。しかも、何歳からでも自分で増やすことができます。そのポイントは血流と自律神経にあります。具体的な方法は、のちほどじっくり解説します。

毛細血管の減少を食い止め、毛細血管を増やし、いい状態をキープすることができれば、腎臓もいい状態をキープできる可能性が高まります。つまり、毛細血管を健全に保つことによって、その延長線上に腎臓を元気にする「腎臓力」のアップが期待できるのです。

また、毛細血管は全身の血管の99％を占めているため、毛細血管の状態がよければ、全身の状態もよくなります。毛細血管にアプローチをして腎臓力をアップすることは、結果的に健康長寿にもつながるのです。

「はじめに」でも述べたように、日本人の平均寿命は延びており、男性は81・09歳、女性は87・14歳となっています（２０２３年、厚生労働省調べ）。でも、腎臓の機能が低下してしまえば透析が必要になり、生活も制限されてしまいます。

目指すは、１００歳まで元気にはたらき続ける腎臓をつくることです。

年をとることは止められませんが、腎臓の劣化のスピードを遅らせることは可能です。本書で日頃、目立たないながらもはたらき続けてくれる腎臓のことをもっと知り、生活習慣を見直すことによって、丈夫で長持ちする腎臓とともに、健康な体を手に入れていただきたいと思います。

《コラム》病気にならないヒントは「血管」にある

腎臓は地味で目立たない臓器です。それなのに（？）なぜ、私が腎臓を専門にすることになったのか、その出合いについてお話ししましょう。

私は体の生理的な仕組みを理解していくなかで、病気を治すだけでなく、予防にも力を入れたいと思っていました。そこで最初に研究テーマに選んだのが「血管」です。血管のメカニズムを研究して患者さんを救いたいという、臨床ありきの研究というスタンスでした。

血管の大きな病気といえば、心筋梗塞など心臓に関係するものが思い浮かぶかもしれませんが、私の場合、血管の研究が腎臓の研究にもつながっていきました。

東京大学大学院の卒業論文は、睡眠ホルモンや核内レセプターを応用した血管機能制御が主なテーマでしたが、その後、縁あってハーバード大学に呼ばれて、腎臓内科では全米No.1の部門において研究室をスタートさせました。

そこでの最初の研究テーマの中心は「Gタンパク質」でした。少し専門的な話になりますが、Gタンパク質は、グアノシン三リン酸（GTP）またはグアノシン二リン酸（GDP）を結合することによって活性のON／OFFを行うことで、細胞内情報伝達に関与する物質です。ごく簡単にいうと、細胞表面に存在するスイッチのようなものです。

この分野での研究を多角的に進めるなかで、「細胞死（アポトーシス）」のメカニズム解明に関する研究も開始、その翌年にはそのメカニズムの1つを解明し、国際的な医学誌（The journal of biological chemistry）に論文を発表しました。また、それらの研究は「テロメア」という寿命の回数券といわれる部分の研究へと発展し、2020年、新型コロナ治療薬のメカニズム発見へとつながっていきました。この成果は、2021年に英医学誌（Expert review of anti-infective therapy）に掲載され、今も順調に治験が進んでいます。

■第2章■

腎臓は体の浄化装置

尿は血液からつくられる

慢性腎臓病などの予防には、まず腎臓のはたらきとその構造を知ることが大切です。

腎臓の主なはたらきは尿をつくることです。この尿、血液からつくられていることをご存じでしょうか。血液から尿をつくることをもう少し詳しく言い換えると、血液をろ過して、老廃物や毒素など体に不要なものを尿として排泄し、体に必要なものを再吸収しているのです。

この「再吸収」というプロセスが、腎臓の特徴の1つといえるかもしれません。

私たちの生命を維持するために重要なはたらきをしている腎臓ですが、先にも触れたように決して大きな臓器ではありません。握りこぶしくらいの大きさで、重さは1つ150g程度。背中側、腰の上あたりに左右1つずつあります。

そんな小さな臓器に、脳や心臓に送られるよりも多くの血液が流れ込んでくるのです。大変な処理能力といえます。

血液をろ過するフィルターのような役割をしているのが、「ネフロン」と呼ばれる構造

です。ネフロンは腎臓1つにつき約100万個あります。このネフロンで、きれいな血液と、不要なものが含まれた尿に分かれ、尿は体外に排出されます。

ネフロンの構造は実に複雑で、同時にとても精妙です。顕微鏡のなかの世界の細かいお話になりますが、知れば知るほど腎臓への興味と感謝の気持ちが湧いてくると思いますので、しばしおつき合いください。

ネフロンは、「糸球体」「ボウマン嚢《のう》」「尿細管」の3つからなる構造です。

まず、ネフロンの中枢となる存在が、「糸球体」です。文字通り、毛糸玉のように、毛細血管が球状になった形をしています。1つひとつの糸球体は直径0・1〜0・2㎜と、とても小さいものです。この糸球体が血液をろ過するフィルターの役割をしています。

糸球体を包んでいるのが「ボウマン嚢」です。そこから細長く伸びているのが長さ4〜7㎜の「尿細管」です。

尿細管は、糸球体に近いほうから遠いほうに向かって、「近位尿細管」「ヘンレループ」「遠位尿細管」に区分されています。ヘンレループは、近位尿細管から遠位尿細管に変わる、U字になっている部分です。

腎臓の断面図

腎臓は背中側の腰から少し上のあたりに位置し、左右1つずつある。尿をつくる「ネフロン」は、1つの腎臓につき約100万個ほどある（左右では200万個）。

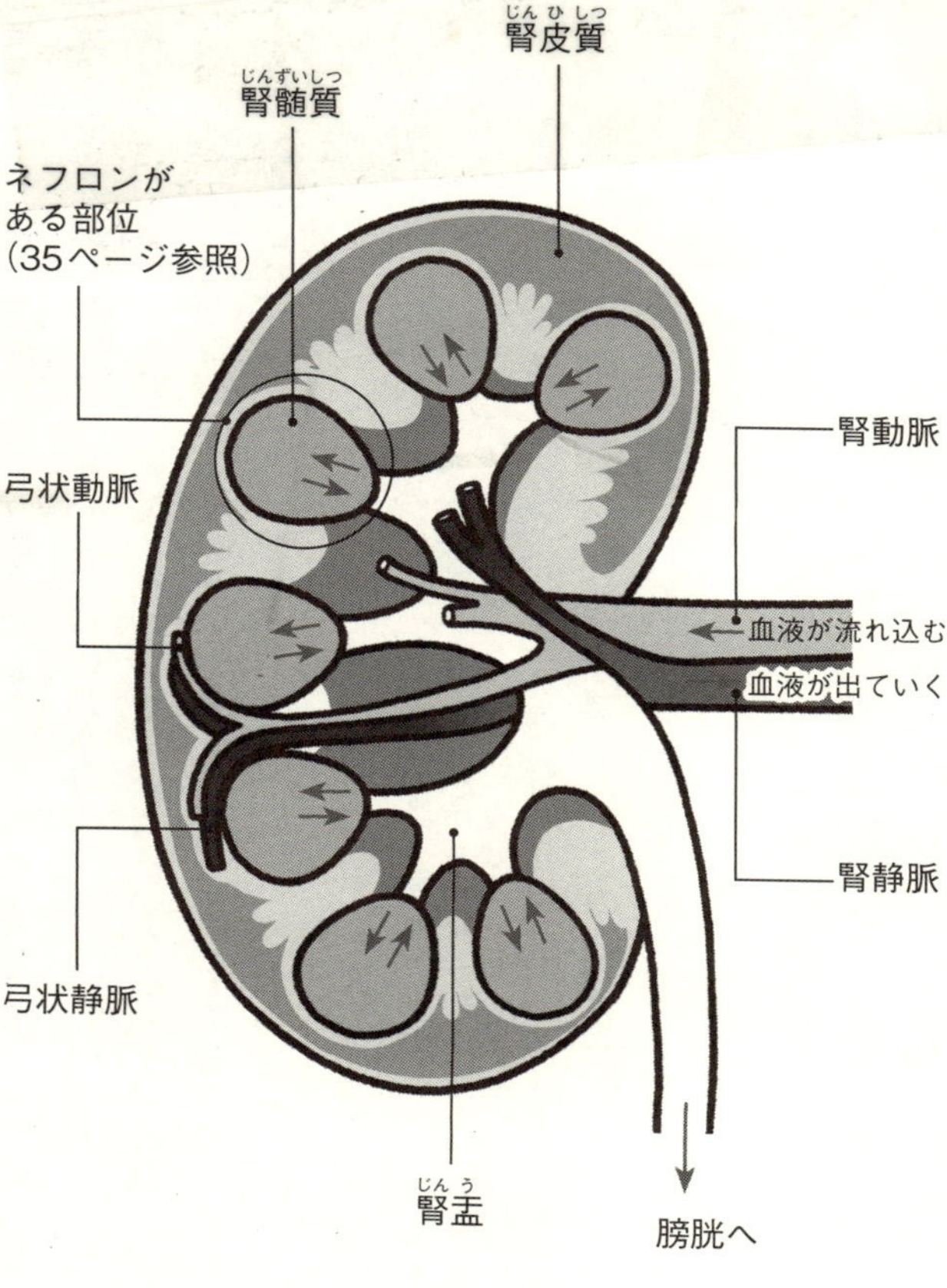

ネフロンの構造

ネフロンは糸球体と尿細管が組み合わさってできている。

輸入細動脈から入った血液が、毛細血管のかたまりである糸球体に流れ込み、水分や老廃物がこし取られて浄化されたのち、輸出細動脈から出ていく。取り除かれた水分や老廃物は、尿のもととなる「原尿」として、近位尿細管→ヘンレループ→遠位尿細管を通過する。その過程で、周囲に張り巡らされた毛細血管から必要な物質が再吸収されたあと、集合管に送られ、最終尿として排泄される。

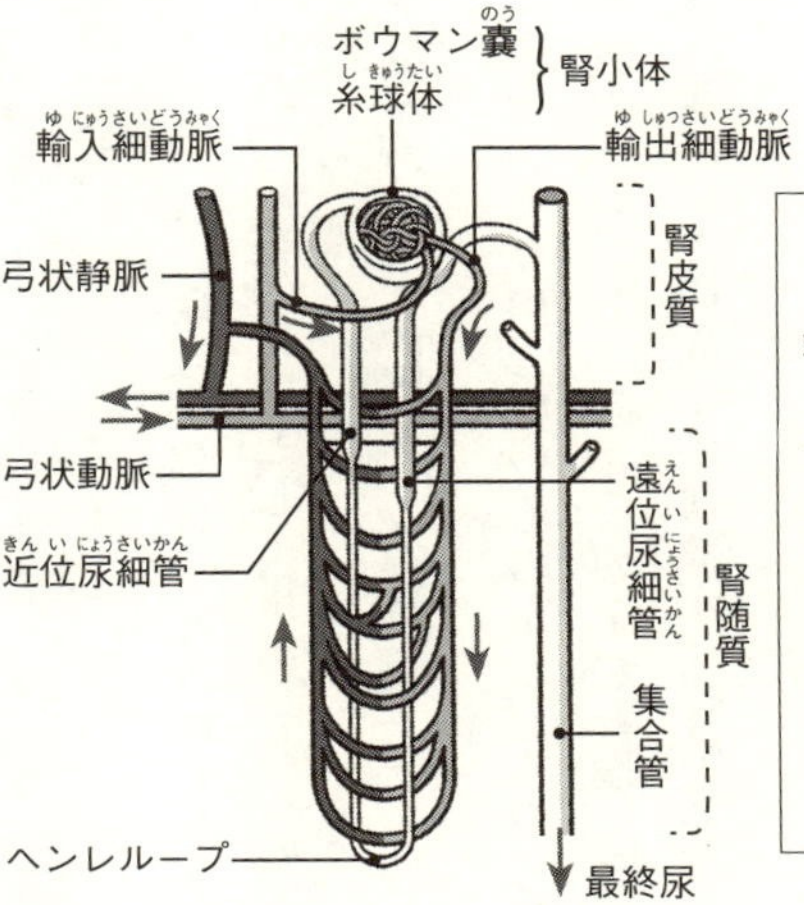

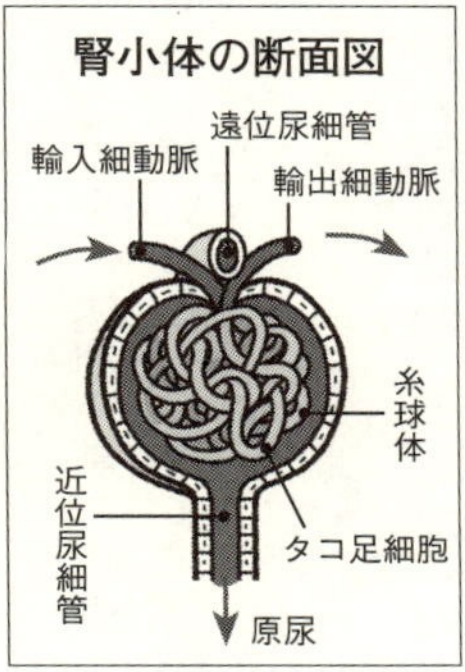

タコ足細胞

糸球体の毛細血管の外側に、タコの足のように張り付いているのがタコ足細胞。毛細血管を覆うことで、バリアーの役割を果たしている。糸球体上皮細胞、ポドサイトとも呼ばれる。

タコ足細胞が障害を受けると、タコ足の突起が脱落して隙間ができ、そこからタンパク質などが漏れ出してしまう。

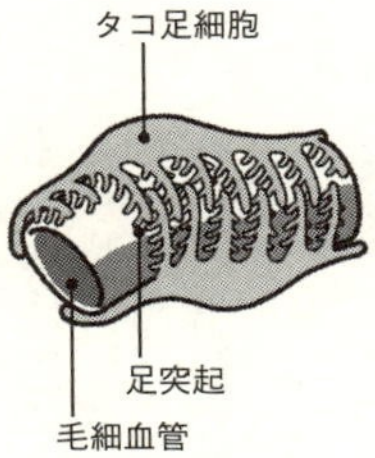

つまり、ネフロンとは「糸球体」→「近位尿細管」→「ヘンレループ」→「遠位尿細管」という一連の構造をいうのです。

それぞれのネフロンでつくられた尿は、集合管で合流します。その後、腎盂《じんう》に送られ、尿管を通って膀胱に集められ、最終的に尿として排出されるのです。

水分や栄養素を「リサイクル」している腎臓

ネフロンはどうやって尿をつくり出しているのか、もう少し詳しく見ていきましょう。

心臓から送り出される血液のうち、およそ4分の1が腎臓に送られます。その血液量は、1日で約200ℓにも及びます。その大量の血液が、腎動脈から輸入細動脈を通り、糸球体に流れてくるのです。

逆にいえば、それだけたくさんの血液を〝処理〟する必要があるからこそ、糸球体には毛糸玉のように毛細血管が絡まりついているともいえます。

糸球体に入った血液は、水分や老廃物がこし取られ、浄化されると、今度は輸出細動脈から出ていきます。

一方、糸球体の毛細血管でろ過された血液が、おしっこのもとである「原尿」です。原尿はなんと、1日に150ℓもつくられます。そして原尿は、前項で触れた近位尿細管に流れ込みます。

原尿はそのまま尿となって排出されるわけではありません。原尿にはまだ体に必要な成分が残っているので、必要なものだけ再吸収する必要があります。

再吸収は、先に説明したネフロンのルートで行われます。

この再吸収を行うのも、毛細血管です。近位尿細管→ヘンレループ→遠位尿細管のルートを通る際、周囲に細かく張り巡らされた毛細血管から必要な水分や成分が再吸収され、体内で再利用されるのです。

このとき、原尿の約99％は再吸収されます。そして残りの1％が、最終尿として排出されます。原尿は1日150ℓといいましたが、最終尿はこの1％になりますから1・5ℓということになります。

150ℓから1・5ℓに、余分な水分や老廃物がギュッと濃縮されたものを、私たちは毎日おしっことして出しているわけです。

再吸収の過程では、近位尿細管でナトリウム、カリウム、カルシウム、マグネシウム、リン、塩素（クロール）などの電解質やブドウ糖、アミノ酸、水分など、体に必要な成分が再吸収されます。遠位尿細管では、カルシウム、水分などが再吸収されます。ここで再吸収しすぎてしまったカリウムがあると、原尿に戻されます。こうして微妙な調整を行い、水分量と電解質の濃度を一定に保っているのです。

私たちは日々、飲食をしたり運動をしたりしています。当然、食べるものも、運動の量も毎日同じではありません。体内の水分量や電解質の量は、そのたびに変化しています。でも、どんなときでも腎臓は電解質や尿の量を調整して、一定に保ってくれているのです。

腎臓の毛細血管が行っているのは、「ろ過と再吸収」だけではありません。

腎臓そのもののために、「酸素や栄養素を届け、不要になった二酸化炭素や老廃物を回収する」という、もう1つの重要な仕事まで担っています。

少し難しい話になってしまいましたが、腎臓の構造が複雑かつ精妙で、何重にもなる立体構造になっていることがおわかりいただけたでしょうか。

専門家や医師であれば知っていることばかりかもしれませんが、腎臓を長く専門にしている私でも、講義や講演などで腎臓の構造や機能をかみ砕いてお話しするたびに、改めて本当によくできている臓器だと感心してしまうのです。

フィルターの役割を果たす毛細血管

腎臓の毛細血管は、腎臓のために、そして人体のすべてのために、24時間はたらき続けています。

この毛細血管が毛糸玉のように絡まり合っているのが、これまでもお話ししてきた「糸球体」です。

糸球体を拡大してみると、毛細血管のかたまりには、まるでタコが足を広げてくっついているように見える糸球体上皮細胞があります。その見た目から、別名「タコ足細胞（ポドサイト）」と呼ばれています（35ページ下の図）。タコの足さながらに突起（足突起）があり、足と足の間にはスリット膜と呼ばれる膜があり、この隙間がフィルター機能の一部となって役割を果たしています。

この糸球体のフィルター機能では、大きな分子のものを止めることができます。具体的には、血液を通して糸球体に流れ込んでくる大きな分子のタンパク質や、赤血球や白血球などは、この隙間を通ることができません。そのため、血液からタンパク質などが漏れ出すことなく、原尿をろ過できる仕組みになっているのです。

逆に水分や老廃物など小さな分子のものはろ過されて、この隙間からこし出されていきます。

ここから先は、先ほどの話と重なります。原尿のなかには老廃物だけでなく、電解質や糖分、塩分など体に必要な成分も多く含まれているため、体に必要な分は再び再吸収され、血液に戻されます。この再吸収を行うのが、尿細管の周囲にある毛細血管というわけです。

よく、「タンパク尿」や「血尿」が見られた、という話を聞いたことがあると思います。実際、尿検査などでこれらを指摘されたことがある人もいるかもしれません。

糸球体のフィルター機能でカバーされているはずなのに、なぜ、尿中にタンパクや血液が出てきてしまうのでしょうか。

高血糖、高血圧などが続いてしまうと糸球体の入口の輸入細動脈からその先の毛細血管へと過剰な圧がかかってしまいます。これはタコ足細胞にも大きな負担となり、結果的にタコ足細胞も障害を受けて、はがれてしまうことになるのです。タコ足細胞が傷ついて足の突起が消失してしまうと、隙間は広がり、タンパク質や赤血球などの大きな分子も通してしまいます。つまり、タンパク尿や血尿は、糸球体が障害されていることが原因なのです。これらが尿中に出てきたら、腎臓にトラブルが起きているサインといえます。

のちほどお話しする慢性腎臓病も同様です。慢性腎臓病では、このタコ足細胞がはがれたり、硬くなって役目を果たせなくなったりすることで、糸球体のフィルター機能が落ちてしまっていることがわかってきています。

腎臓のはたらきを左右しているのは、毛細血管そのものであることがよくわかります。毛細血管が元気でいることが、腎臓を元気にしてくれますし、ひいては健康寿命も延ばしてくれるのです。

尿をつくるだけじゃない！　腎臓のすごいはたらき

腎臓はもちろん、尿をつくっているだけの臓器ではありません。改めて腎臓のはたらきについて説明しましょう。

①血液の浄化と尿の産生

腎臓には血液をろ過するはたらきがあります。人間は毎日食事をして栄養素を代謝してエネルギーを得て生きています。この過程では、尿素・尿酸・クレアチニン・アンモニアなどの毒性の強い老廃物も生まれます。

　このような老廃物は、体に悪い影響を与えるため、流れ込んだ血液からこし取ることで、尿として体外に排出しています。この役割をしているのが腎臓です。

　お話ししてきたように、腎臓のネフロンによって血液は浄化されます。糸球体でつくられた原尿にまだ残っている必要な成分は、近位・遠位尿細管でもれなく回収し、不要なものを尿として排泄します。

　腎臓できれいに浄化された血液は再び血管に戻され、全身を巡ります。全身のすべての細胞は、このように腎臓で浄化された血液で支えられています。

②水分量と電解質の調整

　先にも触れたように、腎臓では尿をつくる過程で、ろ過と再吸収によって水分量と電解質の濃度を一定に保つようにはたらいています。

　電解質とはナトリウム、カリウム、カルシウム、マグネシウム、リン、塩素（クロール）などのことをいいます。電解質は、血圧の調整、筋肉の収縮や弛緩《しかん》、糖の代謝など、体内のさまざまな機能に欠かせない物質です。生命活動に必要な役割を果たすために、一定の範囲内で濃度を保っていなければなりません。

そのため腎臓は、余分な電解質を尿として排出しているのです。先ほどもお話ししたように、食事内容や量、水分量、運動量は毎日違います。たくさん水を飲めば入ってくる水分は増えますし、汗を大量にかく他、呼気、便などで水分は出ていきます。それらに対応して、腎臓は水分量や塩分量を細かく調整しています。

例えば、たくさん飲料水やビールを飲むと、トイレが近くなりますね。それは体内の水分量が増えて、そのままでは体液の塩分濃度が下がってしまうため、急いで尿の量を増やして塩分濃度を保とうとしているのです。

また、汗を大量にかくと、体内の水分が失われ、今度は体液の塩分濃度が高くなってしまいます。すると腎臓は尿を濃縮させて体内の水分量を保とうとします。こうして腎臓は帳尻を合わせています。

生体において、内部や外部の環境因子にかかわらず、体内の状態を一定に保つことを、ホメオスタシス（恒常性）といいます。腎臓は、このホメオスタシスの維持において、とても大きな役割を果たしてくれているのです。

③酸性・アルカリ性のpHバランスの調整

腎臓は血液のpH《ピーエイチ》バランスの調整もしています。

血液は通常、弱酸性に保たれていますが、食事で摂った糖を代謝する過程で、たくさんの酸性の物質が生じます。そこで腎臓は血液が酸性に傾きすぎないように、血液中の酸を尿中に放出したり、ろ過したあとに尿細管で再吸収したりして、酸性・アルカリ性のpHバランスを調整しています。

腎機能が低下してしまうと酸の排出が滞るため、血液は酸性に傾いてしまいます。すると、免疫力が落ちたり、疲労感や脱力感が生じたりするなど、さまざまな悪影響が体に表れてきます。これを未然に防ぐのも腎臓の役割です。

④ホルモンの産生

腎臓は私たちの健康と生命にとって重要な、さまざまなホルモンをつくっています。

「腎臓はホルモンもつくっていたの？」と驚かれる人もいるかもしれませんね。こんなに重要なはたらきを担っているのに、腎臓は目立たず奥ゆかしいので、あまりアピールしてくれません。

血圧を調整する「レニン」というホルモンは糸球体で分泌されています。血圧を上げるアンジオテンシンというホルモンと合体して、血圧を調整しています。この仕組みのことを「レニン・アンジオテンシン系」といい、血圧が上昇するとレニンの分泌は抑えられて、このレニン・アンジオテンシン系のはたらきは低下します。

腎臓にとって高血圧はよくないはずなのに、なぜ、わざわざ血圧を上昇させるホルモンがあるのでしょうか。

それは、血圧が下がると、血液のろ過のはたらきが悪くなってしまうためです。血圧が上昇することによって、糸球体にある毛細血管の圧力が調整されて、糸球体での血液のろ過がスムーズに行われるようになります。要は、血液をろ過するために、糸球体の血圧は一定に保たれている必要があるのです。

また、もう１つ重要なのが、「エリスロポエチン」という血液をつくるホルモンです。このホルモンも、腎臓の尿細管の周囲でつくられています。エリスロポエチンは、血液をつくり出す骨髄に作用して、赤血球の産生を促すはたらきがあります。

赤血球は酸素を運ぶ役割があります。腎臓には、血液中の酸素が足りなくなると「酸素が足りない」と感じるセンサーのようなものが存在します。そのセンサーがはたらくと、エリスロポエチンがつくられ、血液をつくるようにはたらきかけるのです。

腎臓の機能が低下すると、エリスロポエチンもつくられにくくなり、赤血球の産生も減ります。そのため、腎性貧血という貧血を起こしやすくなります。

腎臓病の方で、息切れがするとか、貧血症状と思われる症状が見られる患者さんには、その他の要因がないと確認したうえで、エリスロポエチンを補うこともあります。

また、人工透析をされている方の場合、透析をすることで腎機能は代償できますが、ホルモンの低下を防止することはできないため、透析とあわせてエリスロポエチンを注入することもあります。

ちなみにホルモンというと、副腎と混同してしまう人がいますが、腎臓と副腎はまったく違うものです。副腎は腎臓の上部にちょこんと乗るように存在しています。名前も似ているし、場所も近いものですが、はたらきのうえでは基本的に関連していません。

副腎の皮質からは副腎皮質ホルモンが、髄質からは副腎髄質ホルモンが分泌されますが、これらも腎臓から産生されるホルモンとは直接的な関連性はありません。

⑤ビタミンDの活性化

骨を丈夫にするといわれるビタミンD。腎臓には体内のビタミンDを活性化させるはたらきもあります。

ビタミンDは食品に含まれる栄養素です。でも、そのままの形でははたらくことができません。食品から摂取したビタミンDは、腎臓の尿細管で活性型ビタミンDに変化してこそ、本領を発揮するのです。

骨の形成に関わっているのがカルシウムです。活性化したビタミンDは、腸管からのカルシウム吸収を促すため、丈夫な骨をつくるのに欠かせません。活性型ビタミンDに変換できていないビタミンDでは、カルシウムの体内での吸収が悪くなってしまいます。

腎機能が低下して活性型ビタミンDが減少してしまうと、カルシウムが骨へ沈着されにくくなります。こうして骨がもろくなると、やがては骨粗《こつそ》しょう症を招く恐れもあります。

活性型ビタミンDには、尿中のカルシウムの再吸収を促して、カルシウム濃度を保つはたらきもあるため、腎機能が低下すれば、骨にも影響が出てしまいます。

腎臓の主なはたらきをピックアップしただけでも、重要なはたらきをしていることがおわかりいただけたと思います。尿をつくり、血液をつくり、ホルモンをつくり……腎臓は人間にとって本質的なはたらきを担っているのです。

私は腎臓の話をするたびに、いつも「肝腎《かんじん》（心）要《かなめ》」という言葉を思い出します。これは肝臓や心臓と並んで、腎臓がとても大切な臓器だということなのです。

腎臓は「物いわぬ臓器」

腎臓は予備能力が高く、悪くなっても自覚症状が表れにくいため、「沈黙の臓器」といわれています。

健康診断などでその兆候があったのに、病院に行くのを先延ばししていて、「気づいたら悪くなっていた」というパターンも非常に多いのが特徴です。実際に私が診ている患者さんのなかには、腎機能が低下しているのを放置して、もっと大きな症状が出て受診される方も少なくありません。

腎臓は血管の状態や血圧にも影響するため、悪化傾向のまま放置すると、虚血性心疾患や脳梗塞など、大きな病気にもつながりやすいといえます。初診の際に健診結果の経過を見せてもらうと、実は数年前からすでに腎機能が悪化傾向を示していたというパターンは比較的よく遭遇します。

「健診の結果、腎臓に関する項目で『要精密検査』と書かれていたけれど、時間がなくて検査をしていませんでした」とおっしゃる方もよくいらっしゃいます。

つまり、健康診断の腎臓関連の数値が異常値として表れた時点ではほとんど症状がないこともあり放置されてしまい、自覚症状が出て、いよいよ病院を受診したときには、すでに腎機能は回復困難なレベルまで低下してしまっているということが少なくないのです。何ら症状がなくても健診結果などで異常を指摘された場合は、まずはできるだけ早期に、一度、腎臓の専門医を受診していただきたいと思います。

こんな症状は腎臓からのSOSサイン

他の臓器と大きく違うのは、腎臓は一度壊れてしまったら、今の医学では基本的に治せませんし、その段階で原因を取り除いても回復が難しいということです。

このような沈黙の臓器である腎臓が悲鳴を上げる前に、自分で気づける腎臓からのSOSを紹介します。

①血圧が高い

血圧が高い状態、あるいはすでに高血圧といわれている場合は、慢性腎臓病を発症するリスクが高い状態です。

健康診断などで定期的にチェックを受け、基準値を超えるなど数値が高い場合は早めに医療機関を受診しましょう。

ここで注意をしたいのが、「高めだけれど、何とか基準値に収まっている場合」です。このような人が実はとても多く、受診はせずに来年の健康診断までそのまま放置、となることがほとんどです。

健康診断の検査結果は、多くの場合、あらかじめ基準値が設定されていて、ＡＩによって出されています。基準値にギリギリ収まっているから合格、外れたら病気、という単純なものではありません。生活習慣を見直さないままでいると、基準値を超え、腎臓病のみならず、生活習慣病のリスクが上がってしまいます。高めの数値が出たときは、生活習慣を見直す警告だと認識するくらいの意識でいてください。

②血糖値が高い、または糖尿病

血糖値が高い状態が続いているということは、すでに糖尿病になっているか、糖尿病になりやすい状態にあるということです。これも慢性腎臓病を発症するリスクが高い状態です。

健康診断などで定期的にチェックを受け、基準値を超えるなど数値が高い場合は、早めに医療機関を受診しましょう。

高血圧と同様に、「血糖値が高めでも基準値に収まっていれば、ひと安心」とばかりに、放置している人がほとんどです。特に困った症状も出ないため、そのままの生活習慣（特に食事）を続けていると、やがて糖尿病から慢性腎臓病の道に踏み込むことになります。今のうちに食習慣を見直すなど、早めに生活習慣の改善をしましょう。

③貧血がある

腎臓と貧血は一見、関連性がないように見えますが、先に触れたように、腎臓では赤血球の産生を促すホルモンがつくられているため、腎機能が落ちると赤血球が減り、「腎性貧血」になります。腎性貧血になると、だるい、疲れやすい、動悸《どうき》、息切れ、めまいなどの症状が出ます。

一般に貧血というと、体の鉄不足による「鉄欠乏性貧血」が知られていますが、「腎性貧血」の場合、赤血球産生を促すホルモンの欠乏という根本的な原因があるため、鉄分が多い食事を摂ったり、鉄剤を服用したりするだけではなかなか改善しません。治療に当たっては、食事療法や鉄材投与のみならず、赤血球の産生を促すホルモンであるエリスロポエチンを促す内服薬投与などが行われます。

ただ、自己判断は禁物です。貧血の症状がある場合は、原因が何であるか決めつけず、必ず受診するようにしましょう。

④血液検査数値の異常（クレアチニン、尿素窒素）

健康診断などの血液検査で、腎臓に関わる数値はいくつかあります。

健康診断の結果がきっかけで腎臓の検査に来られる方で多いのは、クレアチニンの数値です。

クレアチニンは体内でできる老廃物の1つですが、腎機能に問題がなければ、尿として体外に排出されます。腎機能が低下していると、クレアチニンの血中の濃度が高くなるのです。クレアチニンの数値が少し高いくらいでは自覚症状はありませんが、3・0〜4・0㎎／dl以上になると、ムカムカしたり、むくみや倦怠感、貧血などの症状が出たりします。

このクレアチニンの数値に年齢や性別などの要素を加えることによって、腎機能のはたらきを示すのに重要なGFR（糸球体ろ過量、68ページ参照）を算出することができます。

また、「尿素窒素」はタンパク質の代謝によってできる老廃物です。腎機能が低下すると尿として排泄できず、血中の量が増えます。糸球体ろ過能力が正常の半分くらいに低下すると、血中の値が上昇してきます。つまり、ある程度、腎機能が低下しないと上昇しません。

なお、血中尿素窒素は、タンパク質の摂取量が多いとき、体内組織のタンパクの破壊が著しいとき、消化管内に出血があり血中タンパクが腸で分解されて吸収されたとき、水分摂取量が少なく尿量が少ないときなどでも上昇します。

⑤尿の数値の異常（タンパク、糖、血尿）

尿の数値の異常も、健康診断でとても多いものです。特に多いのは、尿タンパクと尿糖です。

健康な腎臓では、不要なものはろ過して尿として外に出し、体に必要なものは排出しないため、タンパクや糖が尿に混じることはありません。尿中にタンパクや糖が混じっていることは、腎臓に異常が起きているサインです。

尿タンパクと尿糖の場合、わかりやすい自覚症状がないため、まさに腎臓は「沈黙している」状態です。毎年のように健康診断に引っかかっているような人の場合、急激に悪くなることはまずないものの、静かに進行していきます。体もその状態に慣れてしまい、気づいたときには人工透析しか選択肢がなかった、などということにもなりかねません。

実際、糖尿病性腎症の場合、透析が遅れてしまう方もかなりいらっしゃいます。ひどいと肺に水がたまってしまい、緊急人工透析になるケースもあります。

血尿は文字通り、尿に血が混じっている状態です。糸球体に障害が起きている場合に血尿が見られることがあります。同時にタンパク尿が見られることもあります。尿の異常は、尿検査が行われて初めて気づかれることが多いのですが、尿が赤褐色《せっかっしょく》になったり、尿が泡立ったりする（後述）ことで自分で気づくこともあります。

ただし、血尿は腎臓以外にも膀胱にトラブルがある、結石があることなどが原因で起こる場合もあります。

⑥尿が泡立っている

尿が泡立っている場合、いくつか原因が考えられます。

1つは、タンパク尿の場合です。タンパクは尿中の濃度が高くなると泡立ちます。タンパク尿の場合、慢性腎臓病の早期発見にもつながるため、早めに病院を受診しましょう。その他、尿路感染症や糖尿病などの場合も泡立つことがあります。

ただし、尿の泡立ちの原因はこれ以外にもあります。脱水などで尿が濃い場合など、特に心配がないケースもあります。毎日続くなど、気になる場合は受診しましょう。

⑦以前より尿量が減った、あるいは頻尿になった

腎機能が低下すると、再吸収ができなくなり、尿を濃縮する力も低下するため、尿の量が増えます。頻尿とは1日8～10回以上、夜間に2回以上トイレに起きる状態をいいます。

ただし、頻尿には、例えば加齢による抗利尿ホルモン低下によるものや前立腺肥大《ぜんりつせんひだい》など、腎機能低下以外の原因もいろいろとあるため、しっかり受診をして対策をしましょう。

さらに症状が悪化すると、今度は尿量が減ります。尿がつくれなくなるためです。尿量が減ると体内に水分がたまり、むくんだり血圧の上昇が起こったりします。

⑧体がだるい、疲れやすい

先に紹介した「腎性貧血」の場合、だるい、疲れやすいなどの症状が出ますが、そもそも腎機能が低下すると、尿から不要な老廃物が排出できなくなりたまっていくため、だるさや疲れやすさが出てきます。

ただし、だるさや疲れやすさの原因には他の病気の可能性もあるため、しっかり受診しましょう。

⑨むくみがある（顔、まぶた、足など）

一般的に病気以外でも、立ち仕事が続いた日、歩き回った日の夕方になると足がむくむ、お酒を飲みすぎた翌日に顔やまぶたがむくむ、ということはよくありますね。

一方、腎臓病に関わるむくみは、腎機能の低下によって起こります。

糸球体に障害が起こると、血液をうまくろ過することができず、老廃物や水分、塩分を排出できなくなります。そうなると、体全体の水分や塩分が過多になってしまうため、足や手、顔などがむくむのです。

腎臓以外にも、他の病気が原因でむくむこともあるため、むくみがひどい場合は受診することをおすすめします。

⑩背中が痛い（腰より少し上）

腎臓はおなか側にあると思っている人が意外と多いのですが、腎臓は背中側、腰より少し上にあります。

ですから尿管結石や急性腎盂腎炎などの場合、腰の痛みや背中の痛みとして症状が出ます。「腰が痛い」と整形外科に行ったりすると、多くの先生は内科的な原因も疑いつつ検査、診断、治療しますが、なかには湿布や痛み止めを処方されて終わり、などということもないわけではありません。

一概にはいえませんが、腎臓に原因がある場合、同じ腰や背中の痛みでも、重だるいような感覚があり、痛い部分を叩くと痛みが響くように感じます。

腎臓病の種類

ひと口に腎臓病といっても、種類があります。腎臓病には慢性と急性があります。慢性腎臓病（CKD）は、厳密には病名ではありません。文字通り、腎臓の機能が慢性的に少しずつ落ちていく、さまざまなタイプの腎臓病の総称です。

それまで、「腎機能が落ち続ける病」は、さまざまな種類に分けられていました。それが「どれだけ腎臓の機能が残っているか」という観点から、「慢性腎臓病」という1つの病気の概念として統合されたのです。腎臓病患者は日本のみならず、世界的に増え続けています。そのため、2002年に米国腎臓財団（NKF）によって提唱され、腎臓をいたわる指針として今や世界中で使用されています。

60ページの表にあるように、細かく分けるとたくさんありますが、ここでは先天性・遺伝性のものを除いた、代表的な慢性腎臓病の種類とその原因について説明しましょう。

①一次性腎疾患（腎臓自体に起こる疾患）

何らかの原因によって、腎臓そのものに引き起こされる疾患を、一次性（原発性）腎疾患といいます。

代表的な疾患がＩｇＡ腎症、膜性腎症などです。

・ＩｇＡ腎症

ＩｇＡ腎症は、腎臓の糸球体に炎症を起こす、慢性糸球体腎炎の１つ。慢性糸球体腎炎のなかでは、日本人に一番多い疾患です。

ＩｇＡは生体を守るべき免疫物質で、扁桃腺炎《へんとうせんえん》や感冒などが起こったときにウイルスや細菌などから守ってくれるものです。

このＩｇＡが糸球体に蓄積し、炎症を起こすのがＩｇＡ腎症です。原因は不明で、患者さんは子どもから大人まで幅広い年齢層で見られます。診断には腎臓の一部を採取して顕微鏡で調べる腎生検が必要になります。

減塩やタンパク制限、喫煙者には禁煙、肥満の方には減量をすすめられます。治療にはステロイドの投与や扁桃腺摘出などがあります。

「腎臓の病気なのに、扁桃腺を摘出するの？」と思われるかもしれませんが、扁桃腺を含む口腔内《こうくうない》感染によって異常なＩｇＡが生まれると考えられています。その原因を除去する

慢性腎臓病の種類

	一次性腎疾患	二次性腎疾患	先天性・遺伝性
糸球体疾患	ＩｇＡ腎症 膜性腎症	糖尿病性腎症 ループス腎炎 肝炎ウイルス関連腎症	良性家族性血尿 アルポート症候群 ファブリー病
血管性疾患		腎硬化症 （高血圧性腎症） 腎動脈狭窄症 コレステロール塞栓症 虚血性腎症	
尿細管間質疾患	慢性間質性腎炎	痛風腎 薬剤性腎障害	多発性嚢胞腎 ネフロン癆

「慢性腎臓病の原因疾患」（CKD 診療ガイド 2012）を改変

ために、扁桃腺摘出が行われるのです。

病気が発見されたときに腎機能がどの程度低下していたかにもよりますが、合併症などもなく経過がよければ、安定した状態が維持されます。ただ、腎機能が徐々に低下する患者さんもおり、末期腎不全へと進行した場合は、人工透析や腎臓移植などの治療が必要になります。

・膜性腎症

正しくは、一次性膜性増殖性糸球体腎炎といいます。

糸球体の毛細血管壁を構成する基底膜《きていまく》と呼ばれるフィルター構造の場所に異常が起こり、フィルターの機能が低下して血液をろ過することができなくなります。その結果、タンパク尿や血尿、むくみなどの症状が出ます。症状がない、見てもわからないような血尿やタンパク尿から、突然の血尿とタンパク尿、むくみなどが見られます。その他、少しずつこれらの症状が進んでくる場合や、強いむくみがあるネフローゼ症候群など、さまざまな症状が見られます。どの年代でも発症しますが、65歳以上の方に多く見られます。

早期診断、早期治療をすることによってタンパク尿や血尿が減少したり、消失したりした場合は、腎機能を長く維持することができます。早期診断するには、何より検尿が有効です。

②二次性腎疾患（腎臓以外が原因で腎臓に障害が起こる疾患）

例えば膠原病《こうげんびょう》や糖尿病など、全身疾患の1つの結果として腎臓が障害された場合の疾患を、二次性腎疾患といいます。

・糖尿病性腎症

糖尿病の合併症の1つで、高血糖の状態が長く続くことで少しずつ進行していきます。

糖尿病性腎症は、透析療法が必要になる原因疾患の第1位です。

高血糖の状態が続くと血管内皮機能障害を起こし、血管を傷つけていきます。これは動脈硬化の始まりでもあります。やがて全身の細い血管も傷つけられ、糖尿病性細小血管症を生じます。その1つが糖尿病性腎症で、腎臓の血液をろ過する糸球体にある毛細血管も傷つけられ、結果として腎機能が低下してしまいます。

初期にはほとんどが無症状ですが、進行すると、むくみや貧血、高血圧などが見られます。ただ、自覚症状が出てきたときには、時すでに遅しということが少なくありません。

糖尿病でもっとも問題となるのは、尿に糖が出ていることではなく、高血糖の状態が継続することです。高血糖が全身の毛細血管を徐々に蝕んでいくのです。

現状、いったん糖尿病になった場合、完治することは難しいですが、血糖値をコントロールすることは可能です。糖尿病患者が増加し続けている今、早期から血糖をコントロールして、全身の毛細血管を守ることがとても重要になります。それによって、将来的に腎症になることを防ぐことも可能になるのです。

早期発見をするためには、尿検査が有効です。糖尿病性腎症早期の尿検査では微量のアルブミン尿が見られることがあり、少なくともこの時点で血糖コントロールをよりしっかり開始することが重要となります。そこでは第４章でご紹介する「腎トレ」ウォーキングが大きな力を発揮します。

・腎硬化症

高血圧が原因となり、腎臓の小動脈や糸球体を構成する毛細血管が傷つけられて、腎臓の働きが低下していく疾患が腎硬化症です。

高血圧が長く続くと、腎臓の糸球体に血液を送る輸入細動脈に圧力がかかります。すると、血管内の細胞がその反応で増え、血管の内腔が狭くなります。これが輸入細動脈の硬化です。腎臓の糸球体にはたくさんの血液が流れ込みますが、血管内腔が狭くなると流れが悪くなり、少しずつ糸球体も硬化していき、腎機能は低下していきます。

また、腎臓の働きが低下すると、余分なナトリウムが体内に蓄積し、これを排出するために高い血圧が必要になります。そのためにより一層血圧が高くなり、腎臓がさらに障害を受けるという悪循環になるのです。

自覚症状はなく、尿検査でも異常がないことも多く、血液検査によって腎機能障害が発見されることが多くあります。高齢者に多く見られ、進行すると腎不全に陥り、２０１９

年以降は、透析療法になる原因疾患の第3位から第2位になるなど、近年になって増えています。

高血圧を放置していて、腎機能の低下が表れてから慌てて対処する人が非常に多く見られます。治療には徹底した血圧の管理が大切です。

腎臓病には「糸球体」のトラブルが多い

腎臓病は「糸球体」が障害されることによって起こることが多いものです。糸球体は毛細血管のかたまりです。そういう意味では、腎臓病、毛細血管の病気でもあります（もちろん、IgA腎症や膜性腎症、膜性増殖性腎症、巣状糸球体硬化症など原因不明の慢性腎症もありますが）。

全身の血管の状態が悪ければ、当然、腎臓の毛細血管にも影響するため、血管にいいことをすれば腎臓の機能も守られます。私たちが自分でコントロールできることがあるとすれば、まさにここなのです（自分でできることについては、第4章〜第6章で紹介します）。

そしてもう1つ、障害されるポイントとして忘れてはいけないのが「尿細管」です。毛細血管が主役であるとすれば、尿細管は主役を支える名脇役です。ちなみに、第1章で触れたように、紅麹サプリの薬害では尿細管が障害を受けていたことが報告されています。

ここでは糸球体がどのように障害を受けるのか、そのメカニズムを解説します（66〜67ページの図参照）。

健康な状態では、体を循環したあとの血液が輸入細動脈から糸球体に流れ込み、糸球体の毛細血管で血液はろ過されます。糸球体を通過した血液は、水分や老廃物がこし取られて浄化され、輸出細動脈から出ていきます。そして取り除かれた水分や老廃物、その他の成分は、尿のもとである「原尿」になります。

次に、糸球体が障害を受けるケースを、2つのケースに分けて説明します。

1つが、網目が障害を受ける「腎障害」のケース。

網目とは毛細血管の内皮細胞、糸球体基底膜、タコ足細胞からできたろ過障壁（糸球体の網目）のことです。この網目が壊れると、タンパク質や赤血球などの必要な成分が尿中に出てしまいます。これがタンパク尿や血尿です。

わかる腎臓の状態

正常

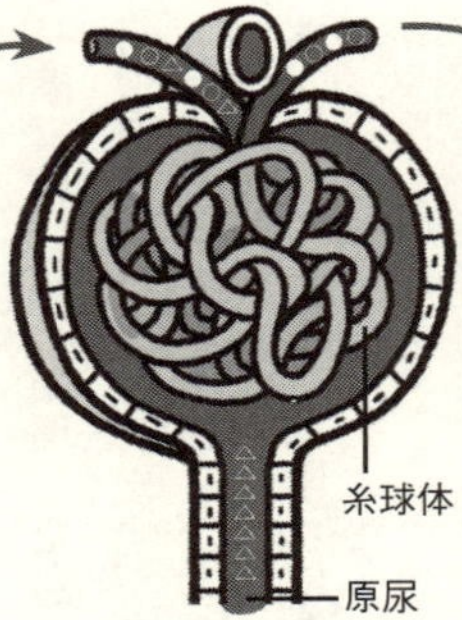
輸入細動脈
(体を循環したあとの血液)
輸出細動脈
(糸球体を通過した血液)
●赤血球
○タンパク質
△老廃物
糸球体
原尿

糸球体のバリアー機能があり、体に必要なタンパク質や赤血球は残し、老廃物は排泄される。

健康なら本来、老廃物だけが尿中に出るはずですが、タンパク質や赤血球も出てしまうわけです。ただ、腎機能自体は低下していないため、老廃物を尿中に排出することはできている状態です。

もう1つが、機能が低下する「腎機能低下」のケースです。

この場合は、糸球体のろ過量も低下するため、老廃物の排泄も低下してしまいます。そうなると、血液中のクレアチニン値やBUNの値も高くなります。BUNとは血中尿素窒素のこと。クレアチニンもBUNも、筋肉や細胞が壊れたときなどに出てくるものなので、本来は尿中に排泄されていなければなりません。それが血中に残っているということ

糸球体のトラブルで

腎障害

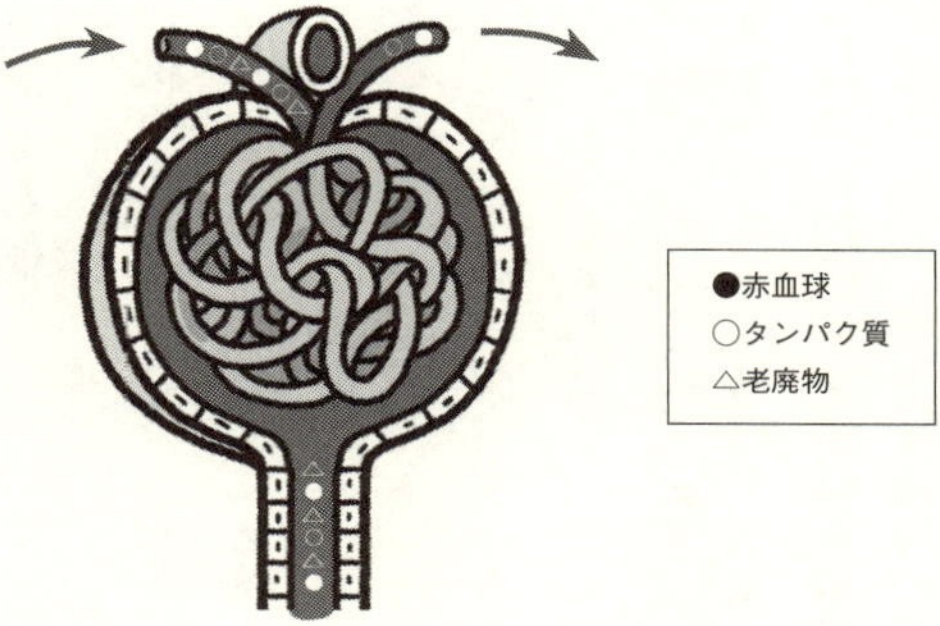

糸球体が損傷し、タンパク質、赤血球などが尿中に出てしまう。

(症状)・タンパク尿（アルブミン尿） ・尿潜血＋

腎機能低下

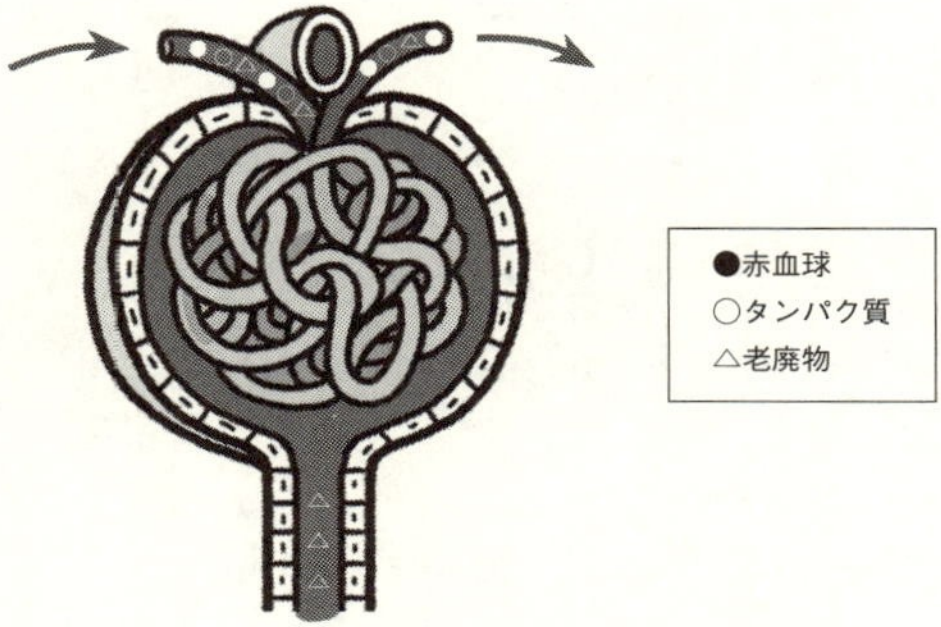

糸球体のろ過量（GFR）が低下し、老廃物の排泄が低下する。

(症状)・血中クレアチニン上昇 ・血中尿素窒素（BUN）上昇

は、それだけ腎機能が低下しているということを意味します。

ここでは2つのケースを分けて説明しましたが、2つのケースが一緒に表れている場合もあります。

腎機能を見る数値

腎機能の低下がわかる目安となる数値に、「GFR」があります。

GFRとは糸球体ろ過量のことをいいます。糸球体が1分間にどれくらいの量の血液をろ過しているかを示す数値です。ざっくりいえば、この数値が下がってくると腎機能が低下していることを表します。

GFRを検査で正確に測定するのは時間も手間もかかるため、簡便な血液検査によって血清クレアチニン値を測定し、そこから算出してわかるのが「eGFR（推算糸球体ろ過量）」です。血清クレアチニン値と年齢、性別がわかれば診断結果が出ます。

なお、クレアチニンは筋肉でアミノ酸の一種が消費されるときに産生される老廃物のことです。血清クレアチニン値は筋肉量の影響を受けるため、男女で基準値が違います。

この数値によって、慢性腎臓病の重症度がステージ1から5までの5段階のどこに当たるかがわかります。

以下のサイトに年齢、性別、血清クレアチニン値を入力すると、簡単にチェックできます（対象年齢は18歳以上）。

https://jsn.or.jp/general/check/（一般社団法人日本腎臓学会サイト　腎機能測定ツール）

腎臓病の検査と診断方法

尿検査や血液検査で腎機能の低下が確認され、慢性腎臓病の疑いがある場合、より詳しい検査で診断をするために行うのが、「腎生検」と「画像検査」です。

・腎生検

腎臓の組織の一部を切り取り、顕微鏡で検査をします。局所麻酔で腎臓に針を刺して腎組織を採取する方法と、全身麻酔で切開して採取する方法があります。

主に「糸球体腎炎」や「ネフローゼ症候群」について、より正確に診断する場合に行われます。

・画像検査

腎臓の形状の異常や、腫瘍や結石の有無などを診るため、腎臓の状態が詳しくわかります。よく知られているのは超音波（エコー）検査です。

なお、腎盂炎や膀胱炎もよく見られる病気ですが、こちらはいわゆる体の外から来る病原体による感染症で、腎機能の低下や腎障害との関連はありません。

特に女性は男性よりも尿道が短いため、膀胱炎を起こしやすいものです。腎盂炎も、その多くが膀胱から細菌が入り、尿道を通って腎盂（腎臓のなかでも尿道に近い部分）に炎症を起こします。多くは抗菌薬によって治療します。薬は最後まで飲み切ることが重要です。

高血圧、糖尿病から透析に至る人が6割

現在、日本には約１３３０万人の慢性腎臓病の患者がいると推計されています。これは実に成人の約８人に１人です。

さらに透析患者の人数は、34万7474人（2022年末現在。「日本透析医学会」調べ）です。

このなかには先に触れた慢性糸球体腎炎など、免疫異常で起こる原因不明のもの、遺伝性の腎炎が原因のものもあります。

ただ、近年の慢性腎臓病の引き金になっているのは生活習慣病です。慢性腎臓病が増えている背景には、明らかに高血圧と糖尿病があります。そうであるにもかかわらず、腎臓病と高血圧・糖尿病がダイレクトに結びついていない人が多いのが現状ではないでしょうか。

透析の原因の第1位が糖尿病性腎症、2位が腎硬化症となっており、この2つを合わせると、透析療法に入る患者さんの約6割にもなります。糖尿病性腎症と腎硬化症の背景にはそれぞれ糖尿病と高血圧があります。

怖いのは、ほとんど自覚症状がないこと。気がついたら透析しか方法がなかった、ということもあるのです。

高血圧と糖尿病になったら、慢性腎臓病のスタートラインに立ったと認識してください。高血圧や高血糖（糖尿病になる前でも）とわかった時点で、早めに対処することが大切です。生活習慣を見直さないまま放置しておくと、確実に腎機能は低下していきます。

高血圧と糖尿病は、全身の血管に関連する病気につながります。これを腎臓という側面から見るとどういうことか、考えてみてください。腎臓には、もっとも多くの血液が流れ込みます。そして繰り返しお話ししている通り、腎臓の糸球体は毛細血管のかたまりであり、糸球体を含む組織「ネフロン」は、左右の腎臓合わせて約200万個もあります。糸球体は血液をろ過し、その他に腎臓では水分や塩分、電解質の調整もしています。生活習慣病による血管の障害が、どれだけ腎臓の負担になっているかわかるでしょう。

生活習慣病による腎臓病の場合は、そもそもの原因である高血圧や糖尿病の治療ももちろん必要ですが、同時に生活習慣を改善して血圧や血糖のコントロールをすることが大切です。早期に発見して対処することで、腎臓病の進行を遅らせるだけでなく、生活習慣病自体の改善にもつながります。

「毛細血管にいい生活習慣」が腎臓病を防ぐ

高血圧と糖尿病は、毛細血管に常に負荷をかけていることと同じです。

高血圧は、いうまでもなく血管を流れる血圧の圧力が高い状態です。その圧力によって血管が刺激を受け続け、血管壁が硬くなったり、傷ついたりします。

先に触れたように、腎臓は「レニン・アンジオテンシン系」のホルモンによって、塩分と水分の排出量をコントロールして、血圧を調整するはたらきもしています。血圧が高いときには、塩分と水分の排出量を増加させて血圧を下げます。逆に、血圧が低いときには、塩分と水分の排出量を減らして血圧を上げます。

腎臓のはたらきが低下すると高血圧につながり、高血圧になれば腎臓に負担がかかり、腎臓の機能を低下させてしまいます。

また、高血糖も同様に血管を傷つけます。高血糖とは、血液中に常にブドウ糖が高い濃度で含まれている状態です。この状態が長く続くと、酸素を運ぶヘモグロビンが糖化（体内の余分な糖が、タンパク質や脂質と結びついてしまい、変性させてしまう反応）してしまい、毛細血管を通過する際に血管を傷つけるようになります。

また、血管壁から活性酸素を発生させ、血管内膜を傷つけてしまいます。これらが相まって、次第に全身の毛細血管が障害を受けるのです。糖尿病は毛細血管の病気といっても過言ではありません。

メタボリックシンドロームの診断基準

【ウエスト周囲径】（おへその高さの腹囲）
男性 85cm以上、女性 90cm以上

＋

以下のうち、２つ以上に該当

【血中脂質】	**【血圧】**	**【血糖値】**
中性脂肪値 150mg ／ dl 以上 かつ／または HDLコレステロール 40 mg ／ dl 未満	収縮期血圧（最大血圧） 130mmHg 以上、 かつ／または 拡張期血圧（最小血圧） 85mmHg 以上	空腹時血糖 110mg ／ dl 以上

↓

メタボリックシンドローム

肥満も慢性腎臓病の引き金になります。

肥満といっても、単に太っているということではありません。慢性腎臓病のリスクが高いのは内臓脂肪型肥満、いわゆる「メタボ」の人を指します。

内臓脂肪がつきすぎると、高血圧、高血糖、脂質代謝異常を起こしやすくなります。特に健康診断でメタボリックシンドロームと診断された方は、慢性腎臓病予備軍であるという認識が必要です。

メタボリック症候群の診断基準の項目（ウエスト周囲径、血中脂質、血圧、血糖値）は、いずれも毛細血管を痛めつけてしまう要因になりえるものばかりです。それらを是正するために、さらに上流にある不規則な生活、睡眠不足、運動不足、ストレス、喫煙と過度な飲酒なども見直す必要があります。

なかでも食生活の見直しは必須です。慢性腎臓病を防ぐ食生活は高血圧、糖尿病、脂質異常症を防ぐ食生活と重なっています。塩分の高い食事や血糖が上がりやすい食事、高脂質の食事や高カロリーの食事は腎臓に悪影響を及ぼします。それどころか、動脈硬化から脳卒中、心筋梗塞など命に命に関わる疾患発症にも関係してきます。

わかっていてもなかなか変えられないのが生活習慣ですが、ここで紹介したような生活習慣病になってしまったら、「毛細血管が劣化している」「腎臓病に近づいている」と自覚して、早めに対処しましょう。対処法は第４章〜第６章を参考にしてください。

一度悪くなった腎臓は、あと戻りできない

慢性腎臓病が進行すると、行き着く先はどうなるでしょうか。

腎機能が低下して血液のろ過ができなくなると、腎臓が本来の役割を果たすことができなくなります。一度腎臓が悪くなってしまったら、残念ながら現代の医療ではその腎機能を回復させることはできません。

ただ、腎機能にはもともと十分な予備能力があります。そう簡単に腎機能が失われることがないようになっているのです。だからこそ、腎機能が落ちていても気づきにくいですし、少しくらい数値が悪くても日常生活に支障がなければ、何も対処せず放置してしまいがちです。

ちなみに腎機能の低下が血液検査の数値として表れるのは、本来の機能が40％程度まで低下したときです。ただ、多くの場合、この時点でも自覚症状は出にくいものです。

でも、さすがの腎臓も長期間放っておかれては、元気にはたらき続けることはできません。数カ月から数年にわたって少しずつ悪化し続けていきます。そして、いよいよ「これ以上頑張れない」と腎機能を失った状態が慢性腎不全ということになります。

慢性腎臓病と診断されたら、まずは自分のステージと重症度を把握しましょう（次ページ）。

慢性腎臓病では、腎臓を病気ごとに診るだけではなく、病気の進行状況をステージや重症度によってとらえて、それぞれの患者さんに合った診療計画を立てていく必要があるのです。

慢性腎臓病の重症度分類

<table>
<tr><th colspan="2">原疾患</th><th colspan="2">タンパク尿区分</th><th>A1</th><th>A2</th><th>A3</th></tr>
<tr><td colspan="2" rowspan="2">糖尿病</td><td colspan="2" rowspan="2">尿アルブミン定量
（mg／日）
尿アルブミン／
Cr比（mg／gCr）</td><td>正常</td><td>微量
アルブミン尿</td><td>顕性
アルブミン尿</td></tr>
<tr><td>30 未満</td><td>30～299</td><td>300 以上</td></tr>
<tr><td colspan="2" rowspan="2">高血圧
腎炎
多発性嚢胞腎
移植腎
不明
その他</td><td colspan="2" rowspan="2">尿タンパク定量
（g／日）
尿タンパク／
Cr比（mg／gCr）</td><td>正常</td><td>軽度
タンパク尿</td><td>高度
タンパク尿</td></tr>
<tr><td>0.15 未満</td><td>0.15
～0.49</td><td>0.50 以上</td></tr>
<tr><td rowspan="6">GFR区分
（mL／分
／1.73m^2）</td><td>G1</td><td>正常または
高値</td><td>≧90</td><td></td><td></td><td></td></tr>
<tr><td>G2</td><td>正常または
軽度低下</td><td>60～
89</td><td></td><td></td><td></td></tr>
<tr><td>G3a</td><td>軽度～
中等度低下</td><td>45～
59</td><td></td><td></td><td></td></tr>
<tr><td>G3b</td><td>中等度～
高度低下</td><td>30～
44</td><td></td><td></td><td></td></tr>
<tr><td>G4</td><td>高度低下</td><td>15～
29</td><td></td><td></td><td></td></tr>
<tr><td>G5</td><td>末期腎不全
（ESKD）</td><td>＜15</td><td></td><td></td><td></td></tr>
</table>

慢性腎臓病の重症度は、原疾患・GFR 区分・タンパク尿区分を合わせて分類される。
□のステージを基準に、▒→▓→■の順に、色が濃くなるほどステージが上がり、末期腎不全（要透析）のリスクが高まる。

ちなみに薬物療法（内科的な治療）ができるのは、ステージG3とG4までです。しかもステージG3では、ほぼ自覚症状はありません。

一度でもG5になってしまえば、腎機能低下は止めることができず、このあと説明する透析療法を行わなければなりません。

腎機能がほとんど失われた状態を、「末期腎不全」といいます。

末期腎不全になると、老廃物や毒素は体外に排出できなくなり、尿毒症の症状が強く出てきます。

尿毒症の症状は、実に多岐にわたります。例えば、むくみ、貧血、頭痛、不眠、尿量の減少、動悸、高血圧、食欲不振、吐き気、かゆみ、イライラなどから、肺水腫、意識障害やけいれん、心不全などにまで及び、このまま放置すると死に至ります。

尿毒症を治療するためには、自分の腎臓の代わりとなるような治療が必要です。

それには大きく分けて「透析療法」と「腎移植」の2つがあります。ここまでくると、多くの患者さんがどちらかを選ばなければならないのです。

腎移植とは文字通り、腎臓を提供するドナーと、腎臓をもらうレシピエントの間で行われる医療です。移植施設で検査を行い、条件を満たしたうえで、ドナーとその家族の提供の同意が必要です。さらに、腎臓をもらう側のレシピエントが透析医療を受けている状態、あるいは透析医療に入る直前の状態であれば受けることができるものです。

腎移植は健康保険の適用範囲内で行われ、術後は医療施設で定期的に管理を受けます。透析療法に比べて大きな決断が必要な腎移植ですが、成功すれば、このあとで説明する透析療法のような不自由さはありません。

かといって、一度移植してしまえば安心、というわけではありません。なぜかというと、多くの患者さんは生活習慣の乱れから腎不全に至っています。腎移植をしたあと、生活習慣をしっかり見直して生活されている方はいいのですが、再び生活習慣が乱れてしまうこともあります。すると、せっかく移植しても、また悪しき生活習慣がベースとなって、以前と同様の理由で腎臓の機能が低下して機能不全に陥ってしまうこともあります。

実際、3年前に腎移植をして、ずっと経過がよかった知人が、ここ数カ月体調が悪いと訴えてきました。もともと糖尿病だったのですが、経過がよかったことから、以前と変わらずお酒をたくさん飲んでいたそうです。

腎機能を調べたところ、明らかに機能が落ちていて、また糖尿病性腎症に近い状態になってしまっていました。

どんなにいい腎臓をもらったとしても、生活習慣が悪ければ元《もと》の木阿弥《もくあみ》です。腎臓に負担をかけない生活を正しく理解したうえで、実践に移し、継続することが大切なのです。

透析療法の仕組み

腎移植と透析療法の二者択一となると、現在の日本では、ほとんどの患者さんは透析療法を選択します。

透析療法には、「血液透析」と「腹膜透析」があります。血液透析は一般に「人工透析」といわれている方法で、血液を体外の人工腎臓（血液をろ過する装置）を使って浄化する治療法です。

この治療法では、週に3回、1回につき4～5時間かけて全身の血液を血液透析器（ダイアライザー）に通して体にたまった老廃物や水分を取り除くことになります。日本では多くの患者さんが血液透析を選択されていますが、時間の制約、行動範囲の制約を強いられる治療と、一生つき合わなければなりません。つまり、日常生活での多くの自由を奪われることになるのです。

透析を開始してから初めて、「何とか透析になる前に対処できなかったのか」と後悔される患者さんも少なくありません。

しかも、血液透析だけでは完全に腎臓の機能を代行することはできないため、あわせて食事療法を行う必要がある他、降圧剤やリン吸着薬、貧血などの薬も必要です。

もう一方の「腹膜透析」は自宅で行えます。腹部にカテーテルを入れる手術を経て1日3～4回、透析液を交換する方法と、寝ている間に機械を使って自動的に行う方法があります。月に1～2回の通院が必要なものの、血液透析に比べて自由度は高くなります。ただ、自分の腹膜を使って透析を行うため、腹膜への負担が大きく、5年ほどが限度といわれており、そのあとは血液透析へと移行するのが一般的です。

なお、近年、第4の腎代替療法として透析療法も腎移植も選択しない、または透析療法を終了する患者さんのための、保存的な治療「CKM」も知られるようになってきました。

これは尿毒症の症状や苦痛の緩和が目的とされています。国際的にはまだ標準化されておらず、日本でもガイドラインの作成が検討中となっています。近い将来、選択肢の1つになってくることになるでしょう。

腎機能の低下は、脳卒中や心筋梗塞も招く!

腎臓の機能低下の影響は、腎臓だけにとどまりません。

慢性腎臓病の重症度が高いほど、脳卒中や心筋梗塞など、命に関わる病気を発症するリスクが3倍高くなるという報告があります。

慢性腎臓病と心血管疾患は、互いに悪影響を及ぼし合うことが明らかになっています。実際に欧米では「末期腎不全」に進行する患者さんよりも、慢性腎臓病が原因の心血管疾患で亡くなる患者さんのほうが多いのです。

腎機能が低下すると、血管が傷つき、動脈硬化も進みやすくなります(詳しくは第3章で説明します)。

血圧の制御もしにくくなり、炎症物質も発生します。また、カルシウムやリンの代謝が悪くなり、これが血管の石灰化を引き起こします。これもまた血管の機能を低下させ、動脈硬化につながります。

脳卒中や心筋梗塞のきっかけが意外にも腎臓だった、ということもあるのです。

腎臓が悪いと、赤血球を増やすホルモンであるエリスロポエチンの分泌が減り、貧血傾向になるとお話ししました。貧血になると、心臓に負担をかけることになります。貧血で酸素を運ぶヘモグロビンが少ない状態であっても、心臓は何とか酸素不足を解消しようと心拍数を上げて、全身に血液を送ろうとします。それが心臓に負荷をかけ、心臓がだんだん大きくなって、心不全につながることもあります。

目指すは「腎臓力」が高い人です。

よく「お酒が強い人は肝臓が強い」といいますが、「腎臓が強い」人はいるのでしょうか。

実際、高齢になっても腎機能が低下していない人はいます。逆にいうと、腎機能が良好な人で、血糖値が高め、血圧が高めの人は絶対にいません。ここは「絶対に」と強調できます。

つまり、腎臓力が高ければ、元気で長生きできる可能性は極めて高くなるということです。そして、そのカギは運動や睡眠、食事といった生活習慣が握っているのです。

《コラム》腎臓病でなくても起こる、急性腎不全のメカニズム

この章では慢性腎臓病について説明してきましたが、腎臓病には数カ月から数年にわたって少しずつ腎機能が低下して腎機能不全に至る慢性腎不全の他に、腎機能が急激に低下する「急性腎不全」があります。

急性腎不全は、ろ過した尿のもとから水分やブドウ糖などを再吸収する腎臓の組織である尿細管にある細胞同士の結合が、血栓などがきっかけで壊されることで発症します。通常は、尿の出が悪くなる、むくみ、食欲低下、全身の倦怠感などの症状があります。

もともと腎臓そのものに原因がある場合もありますが、脱水、強いショック、心不全、薬物アレルギーなど、腎臓に問題がない人でも発症します。

すぐに適切な治療を行わないと命の危険もありますが、迅速に対処して腎機能を悪化させた原因を取り除くことができれば、腎機能が回復する可能性があります。

一方で、原因や合併症の状況によっては、慢性腎不全になってしまうこともありま

す。

急性腎不全では、細胞同士の結合が壊されると述べましたが、それまでは何によって細胞がバラバラにされてしまうのかわかりませんでした。

２０１２年、ハーバード大学の私の研究チームは、あるタンパク質がはたらくと、細胞同士の結合が壊れることを突き止めました。そのタンパク質が「Gα12」で、これが急性腎不全の発症に関わるスイッチとなることがわかったのです。

この研究成果は、『PNAS（米国科学アカデミー紀要）』という雑誌に掲載され、日本でもNHKニュースや新聞各紙のトップニュースとして取り上げられました。

Gα12などのGタンパク質は細胞の表面に存在し、細胞外からの信号を内部に伝えるスイッチの役目をしているため、薬の開発のターゲットになりえます。

余談ですが、この研究はその後も順調に受け継がれています。ペットで猫を飼っている人はご存じかもしれませんが、ネコは腎臓病（腎不全）がとても多い動物です。この研究がベースの1つとなってネコの腎不全の治療薬が開発され、現在、研究成果はまさに研究レベルから実用レベルになりつつある段階といえます。さらに、ヒトの治療薬にも発展できるように、研究を急ピッチで進めています。

■ 第3章 ■

「腎臓力」は毛細血管でアップする！

「腎臓力」を高めるたった1つの方法

この章では、「腎臓力」を高めるためにできるアプローチについてお話ししましょう。

そのキーワードとなるのが「毛細血管」です。

腎臓は胃や腸のように、直接〝いいもの〟を送り込むことが難しい臓器です。

胃であれば消化の助けになるものや粘膜を保護するものを摂ることもできますし、腸であれば善玉の腸内細菌を増やすものを摂ることができるかもしれません。それが胃をいたわることや、腸を元気にさせることにつながります。

一方、腎臓にダイレクトに働く、「腎臓にいいもの」はなかなか存在せず（あえていうならば、糸球体への負担を減らすための降圧剤服用などになります）、何かを送り込むことより、腎臓に負担をかけずに今ある働きを守るため、塩分を制限したり過剰なタンパク質摂取を制限したりすることが必要になります。

加えて腎臓は、前章で説明したように、複雑でとても精緻な構造をしています。

胃や腸は管ですから、胃のポリープや大腸のポリープを切除するといったような、外科的なアプローチもしやすいといえます。

肝臓も、肝動脈や門脈、胆嚢や胆管など周囲の構造は複雑であっても、肝臓そのものにはアプローチしやすいのです。

ところが、腎臓はそうではありません。立体構造であるうえに、管といえば複雑な形状の尿細管が多数存在し、細胞も内皮細胞や上皮細胞、タコ足細胞（ポドサイト）など多種多様で、細胞レベルでの対応は非常に難しいものとなります。

外科的アプローチをすることは、腎臓がんを除き、ほとんどありません。

「腎臓力」を高めるには、直接的アプローチではなく、間接的なアプローチをするしかありません。

では、どうすればいいのか。現段階でベストといえるのが、毛細血管へのアプローチです。

ここまでお話ししてきたように、腎臓の糸球体は、毛細血管が毛糸玉のように絡まり合っている、まさに毛細血管のかたまりです。毛細血管をいかにいい状態に保つかが、腎臓力アップにつながるのです。

もちろん、遺伝性の腎臓病や尿細管のトラブルの原因は、毛細血管とは別のところにあります。ただ、毛細血管はそもそも腎臓に限らず、全身の至るところで体にとって必要不可欠な重要な役割を果たしています。毛細血管にアプローチすることそのものが、健康にプラスになり、ひいては腎臓力にもプラスになるというわけです。

全身の血管の99％は毛細血管だった！

腎臓の運命を左右する毛細血管とは、どのようなものなのでしょうか。

一般的に血管と聞いて多くの人がイメージするのは「動脈」であり、毛細血管は存在感が薄い地味な存在かもしれません。

先述した通り、血管には大きく分けて「動脈」「静脈」、そして「毛細血管」の3種類があります。

「動脈」「静脈」「毛細血管」はそれぞれ構造も役割も違います。

まず、動脈は3つの層からできています。一番内側から、「内膜」「中膜」「外膜」になっています。内膜の表面には扁平《へんぺい》な内皮細胞が並んでおり、中膜は平滑筋《へいかつきん》という筋肉と弾性線維で構成されています。また、外膜は結合組織でできています。内膜はスムーズに血液を通し、中膜はその筋肉の圧力で血管を収縮・拡張させ、外膜は全体を保護しています。

動脈・静脈・毛細血管の構造

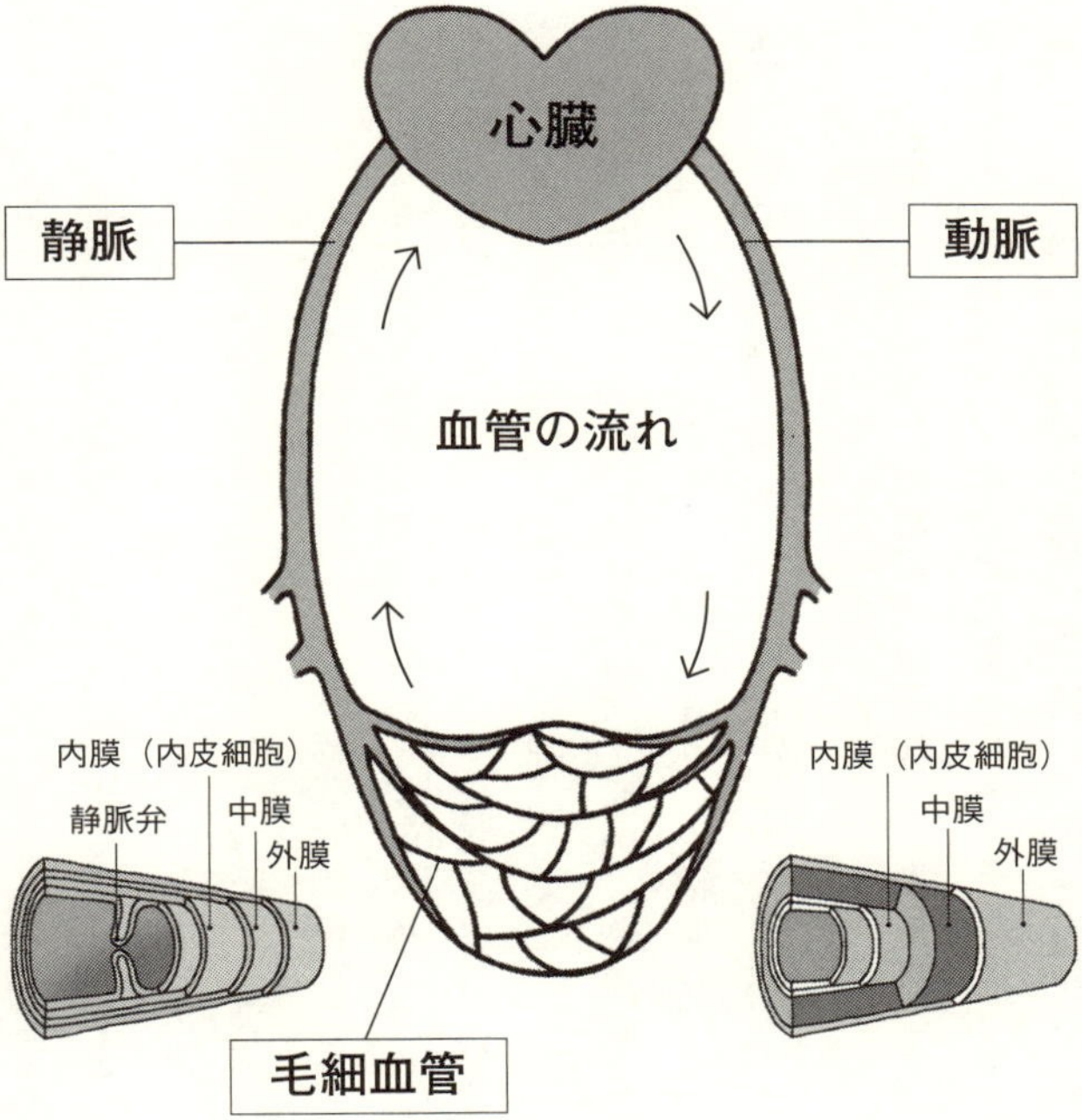

● 毛細血管の断面

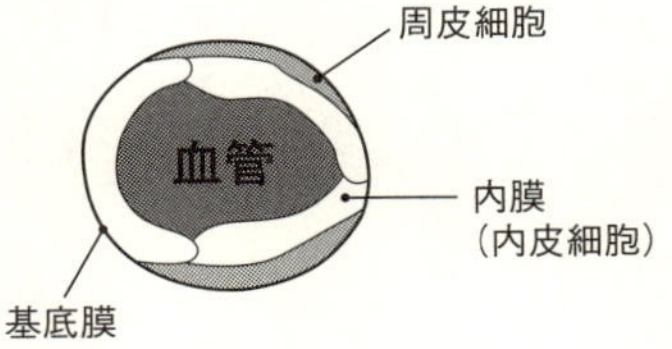

● 毛細血管

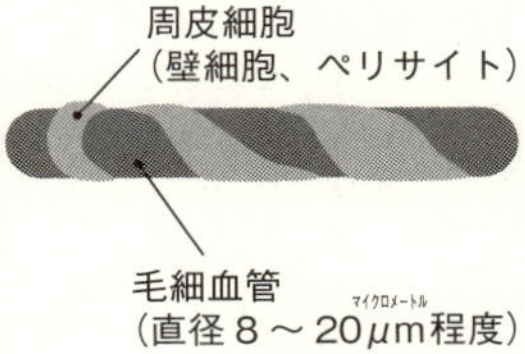

動脈・静脈は３層。毛細血管は内皮細胞のまわりを
周皮細胞が取りまいている。

静脈も、動脈同様に3層構造になっていますが、動脈よりはやわらかいのが特徴です。その形状は、動脈が円形なのに対して、楕円形に近い形をしています。

心臓からくる血液の勢いが強い動脈に比べ、静脈は内腔を流れる血液の勢いは弱くなります。そのため、逆流する可能性を防ぐ弁がついています。

そして、毛細血管です。毛細血管は体中に網目のように張り巡らされた血管で、全血管の99％は毛細血管です。すべてつなげると、地球を約2周半するほどの長さにもなります。そのため、「人体最大の臓器」とも呼ばれています。

動脈・静脈と違い、内膜（内皮細胞）1層のみで構成されていて、周皮細胞（壁細胞、ペリサイトとも呼ばれる）がその名の通り、毛細血管のまわりに絡みつくようについていて、血管を締めて漏れを防いだり、血管が傷ついて隙間ができたときなどに修復したりしています。

それに加えて、重要な毛細血管が途切れてしまったときには、毛細血管が枝分かれして別の新しい毛細血管をつくることもあります。それが「血管新生」です。

では、毛細血管の修復や血管新生機能はどのように行われるのでしょうか。

毛細血管が障害を受けて傷つくと、血管内皮成長因子が分泌されて、毛細血管の細胞分裂を促進します。また、血液中のアクセサリー細胞と呼ばれるもの（代表的なものとして、「血管幹細胞」「血管内皮前駆細胞」など）で、傷ついたところを内側から修復しています。そして外側からは周皮細胞（壁細胞）がそれをサポートし、血管修復や血管新生を行っています。血管新生については、このあと説明します。

毛細血管は細胞の隙間を通して、血液中の酸素や栄養素を組織に取り込んだり、二酸化炭素や老廃物などを組織から血液に戻したりする、物質交換を行っています。

毛細血管はまさに、体を健康に保つための物質交換が行われている「現場」であり、「最前線」なのです。

血管というと、どうしても大きな病気につながりやすい動脈に注目されがちですが、質量的にも、毛細血管の存在はとても大きいものがあります。比率でいえば、動脈1に対して静脈2、毛細血管はというと、700～800もの断面積があります。

毛細血管でさらに驚くのがその細さで、髪の毛の10分の1程度。赤血球1つを折りたたんでやっと通れるほどの細さしかありません。

そんな細い毛細血管ですが、動脈と静脈の間をつなぎ、体の隅々まで伸びています。そして1層の内皮細胞からさまざまな物質を分泌し、血流をよくしたり、血管を守ったりするはたらきをしてくれているのです。その細い血管のなかを、血液はものすごい速さで流れています。そして全身のどの細胞も、至近距離（0・003㎜）に毛細血管が存在するようになっています。これは、どの細胞にとっても毛細血管が必要不可欠であることを示す事実です。

驚くほど細い、この毛細血管の流れが滞ってしまうと、毛細血管自体は簡単に劣化してしまいます。そして、その影響は全身に及びます。

実は、毛細血管の手前には細小動脈の平滑筋、毛細血管への入り口には前毛細血管括約《ぜんもうさいけっかんかつやく》筋《きん》と呼ばれる部分があり、これらの筋肉が1日のなかで収縮したり拡張したりするため、毛細血管への血流は一定ではありません。毛細血管にしっかりはたらいてもらうには、いかにゆるめて拡張させるかが大切になってきます。

血流をよくしてくれる救世主「NO」

血管をホースのようなイメージでとらえる方もいるかもしれませんが、動脈、静脈、毛細血管をそれぞれ見ても、ただのホースではあり得ないことが理解していただけたのではないでしょうか。

ここで、動脈、静脈の一番内側にあり、毛細血管に至っては構成要素そのものである「内皮細胞」のはたらきについてお話ししましょう。

血管の内皮細胞は、動脈・静脈・毛細血管をすべて合わせると、その長さが全長で10万㎞、地球を2周半もする長さになります。面積にすると、サッカーグラウンド1面分にもなります。

内皮細胞の役割は、大きく2つあります。

1つは、必要なときに生理活性物質を出して、血管を保護する役割。例えば、血管が傷ついたとき、血を固まりやすくする成分を出す、異物が入ってきたときにそれに対応する物質を出す、白血球と連携して異物を除去する、酸化を防ぐなどのはたらきをしてくれます。

もう1つは、NO（一酸化窒素）やエンドセリンなど、血管にはたらきかける多くの物質を放出して、血管の収縮や弛緩の調節を行う役割です。つまり、血管のやわらかさや硬さを調整しているのです。

血管には、それ自体から成分を分泌する作用があるということです。血管が、ただ血液を流すだけのホースではないことが、このことからもわかります。

NO（一酸化窒素）には、血管を拡張させるはたらきがあります。血管壁に適度な刺激を与えて血管壁を広げるようにはたらきかけます。

NOとは、窒素（N）と酸素（O）が結合した窒素化合物です。排ガスや火山などで発生する有害なものですが、体内で発生するNOは別です。

血管を拡張するわけですから、当然、血流の流れもよくなって、血管を詰まらせる血栓の発生も抑えてくれますし、全身の血圧も低下します。

そうすると、巡り巡って毛細血管のかたまりである腎臓の糸球体にかかる血圧も下がるため、腎臓を保護することにもなるわけです。

このNOは、血流が速くなるときにつくられます。

「血流が速くなるとき」……そう、運動をすると効果的に分泌されるのです。血流がよくなると、NOを分泌する際に必要となる酵素がはたらいて、NOを合成してくれます。言い換えれば、運動には血管を拡張させ、しなやかにする効果が期待できるのです。

大げさなことではなく、日常生活でちょっと体を動かす習慣があることが重要です。「運動をすると健康にいい」ということにはさまざまな理由がありますが、ここでは「NO」を適量分泌してくれるということがその理由になります。そのためには、ポイントを押さえた運動が必要になります。それによって効果的に毛細血管を守り、「腎臓力」をアップさせることができるのです。

具体的なやり方については、次章で詳しくお話ししましょう。

「血管の詰まり」が起こる理由

逆に、血管内皮細胞を傷つけるものもあります。それが、これまでにもお伝えしている、高血圧や高血糖の他、脂質異常症、肥満、喫煙などです。

よく「血管が詰まる」「血液がドロドロになる」といういい方をします。これらの言葉からイメージすると、血液の中身である血漿《けっしょう》成分や血球成分が原因となって、血管が詰まったりドロドロになったりすると考えがちです。

でも、実は血液の健康には、さまざまな成分を分泌する「内皮細胞」が大きく関わっているのです。裏を返せば、内皮細胞の健康を保てれば「血液サラサラ」が可能になるともいえるでしょう。

「血管が詰まる」とは、具体的にどのようなことが起こっているのでしょうか。

ここでも血管内皮細胞が関わっています。

血管が詰まるとは、血管内に血栓ができることです。例えば、私たちが転んで足をケガしたとします。足から出血しても、しばらくすれば血は止まり、かさぶたができます。血栓はまさに血管内にできたかさぶたのようなものです。

血栓ができると、血液の流れをせき止めてしまうことがあります。脳の血管が詰まれば脳梗塞に、心臓の冠動脈の血管が詰まれば心筋梗塞になります。

血管に血栓ができるのも、ケガをして出血したらかさぶたができるのと同じで、血管が傷ついたり、出血したりしたときなのです。

血管内が傷つき出血しても、それを止めるために血小板《けっしょうばん》といって、出血した際に止血のためにはたらく成分が集まってきて、止血を始めます。それに加えて、内皮細胞から分泌される物質と連携して、血栓（かさぶた）をつくり、完全に止血します。

血栓はかさぶたと同じですから、本来、その目的は傷ついた血管からの出血を止めることです。血栓によって、やがて血管は修復していきます。健康な血管であれば、血栓をつくるはたらきとともに、同時に線溶《せんよう》作用といって、血栓を溶かすはたらきもあります。線溶作用も、内皮細胞が行っています。血栓を溶かさなければ、血管が修復したあとに血管内が狭くなってしまうためです。線溶作用によって、血管が詰まることは起こりにくく、血流は元通りに再開されます。

ところが、食事をはじめとした生活習慣の乱れ、ストレスなどさまざまな要因によって、線溶作用が正しく機能しないことがあります。

すると、どうでしょう。血栓が少しずつたまっていってしまいます。血栓が十分に溶けず、血管内は狭いままです。

動脈硬化は、こうしたメカニズムのなかで起こります。

高血圧、高血糖は血管を痛めつける

血管を傷つけたり、出血させたりしてしまうのが、冒頭で触れた、高血圧、高血糖、脂質異常症、肥満、喫煙などの生活習慣病です。

高血圧の場合、血管を流れる血液の圧力が高いわけですから、血管は刺激を受け続けることになります。その圧力によって、血管壁は悪影響を受けます。

傷ついたり、硬くなったりした血管に、圧の高い血液が流れ続ければ、血圧はますます高くなっていきます。血圧が高ければ動脈硬化になりやすく、その逆もいえます。

「高血圧が問題になるのは、動脈などの太い血管だけなのでは？」と思われる人もいるかもしれません。ところが、そうではありません。

高血圧の状態が続くと、悪影響を受けるのは、動脈よりも圧倒的に数の多い毛細血管です。ただでさえ細い毛細血管が影響を受けると、血液が末梢で逃げていく場所も減ってしまいます。そうなれば、さらに中心に集まる血液量が増え、圧が高くなります。当然、心臓にも負担がかかるでしょう。

そこで傷ついた血管やもろくなった血管内に出血が起き、詰まっているものが飛んだりして、その先で詰まってしまうこともないわけではありません。

高血圧が続くと、腎臓に多くある毛細血管でも動脈硬化が起こってきます。そうすると、やがて腎臓に血液が十分に届かなくなり、「腎硬化症」となる可能性が高くなります。

高血糖は、血液中にブドウ糖が高い濃度で存在している状態です。通常、私たちは食事をすれば血糖が上がりますが、膵臓《すいぞう》からインスリンというホルモンが出て、血糖値はゆるやかに下がっていきます。

ところが、食生活が乱れた状態が続いたり、運動不足が続いたりすると、インスリンを分泌しても利かなくなってしまいます。そして常に血糖が高い状態になります。

ブドウ糖が増えすぎると、糖化反応が起こりＡＧＥｓ《エイジズ》（終末糖化産物）と呼ばれる老化や病気を促進させる悪玉物質が血液中に増えていき、血管を傷つける活性酸素を発生させてしまうのです。

ＡＧＥｓも傷ついた細胞の内膜にある内皮細胞に入り込み、動脈硬化を進めてしまいます。

脂質異常症は、動脈硬化を引き起こす大きな因子であるコレステロールが関わっています。血液中のコレステロールが少しずつ血管の内皮細胞の隙間に蓄積していくと、動脈硬化につながります。

日本人の食事が欧米化して久しいですが、日本人の脂質異常症は増え続けています。

肥満については、第2章でも触れた通りですが、いわゆる「メタボ（内臓脂肪型肥満）」の人は、脂質代謝異常以外にも、高血圧、高血糖を起こしやすくなります。しつこいようですが、これらは腎臓のはたらきを低下させる要因です。

肥満を放置しておけば、脂肪細胞から分泌される「アディポサイトカイン」という生理活性物質のうち、悪玉のものが増え、動脈硬化や血糖の上昇がもたらされます。

まさに、さまざまな生活習慣病の温床となり、心筋梗塞などの虚血性心疾患や脳卒中にもつながりやすくなります。

「たかが肥満」「中年になれば体重が増えてきても仕方がない」と思わずに、肥満の解消と適正な体重の管理に努めましょう。

最後に喫煙についてです。もはや喫煙については、体にとっていいことは何1つないといっていいでしょう。

たばこを吸う人は吸わない人に比べて、慢性腎臓病のリスクはもちろん、虚血性心疾患、脳卒中の死亡リスクが高くなります。喫煙本数が多く、喫煙期間が長ければ、それだけ動脈硬化のリスクも高くなります。思い立ったら今日から禁煙しましょう。

喫煙は血管を収縮させるため、全身はもちろん、腎臓の血流量も低下させます。もちろん、血管そのものも傷つけます。

たばこに含まれる一酸化炭素は、血管の内皮細胞を直接的に傷つけます。ニコチンは交感神経を刺激して、血圧や心拍数を上昇させます。ニコチンはさらに血小板の凝集を促進するため、血栓の形成を促します。

ここで出てきた高血圧、高血糖、肥満などの生活習慣病は、複雑に関わり合っていて、血管を傷つけ、慢性腎臓病の発症リスクを高めています。生活習慣や食習慣の改善をすることがとても重要です。

毛細血管はいくつになっても増やせる！

動脈・静脈の数は生涯変わりません。それに対して毛細血管は、減ることもあれば増えることもあります。

毛細血管の数は、老化によって60代で約４割減るという話をしました。毛細血管はとても細く、もろい血管なので、血流が悪くなったり詰まったりすれば、徐々に減っていきます。

一方、健康な毛細血管の内皮細胞は、新陳代謝によって新たな細胞に生まれ変わっていきます。

ところが、加齢によって新陳代謝がうまくいかなくなると、毛細血管に血が通わなくなります。また、加齢によって毛細血管に絡みついている周皮細胞がゆるんでくると、血管の中身が漏れ出したり、血流が弱まったりしてしまいます。このような血管が、前にも述べた、管はあるけれど血液が流れていない「ゴースト血管」です。

ゴースト血管は、血管が死ぬ一歩手前の状態。この状態が長く続くと、やがてその毛細血管は消え去ります。

老化以外にも毛細血管が減る要因はあります。例えば、骨折をして手足を固定されたり、入院して絶対安静になったりすると、筋肉量が落ちます。そうなるとその周辺の血流量も減るため、毛細血管は減っていきます。

ゴースト血管の先にある細胞には血液が流れないため、酸素や栄養素が届かず、老廃物も回収されません。毛細血管が減ってしまえば、その先の細胞の機能も低下します。毛細血管のかたまりである腎臓が、もしこのような状態になったらどうなってしまうのか――当然、腎機能にも悪影響を及ぼします。

一方で、「血管が増えることもある」と聞くと、不思議な感じがするかもしれませんね。ゴースト血管をよみがえらせるのが「血管新生」の機能です。重要な毛細血管が途切れたときに枝分かれして、増やしていくことができるのです。

では、どういったときに「毛細血管は増える」のでしょうか。

筋肉量が落ちて血流量が減ると毛細血管も減る。そうであれば、その逆のことをすれば血管は増えていきます。つまり、筋肉を使い、有酸素運動をして、血流量をアップさせるのです。

運動をすると、必要な酸素などを筋肉に運ぶために、眠っていた毛細血管が目覚めます。続けていくうちに、毛細血管がつくられていくことがわかっています。

また、血管をゆるめて、血液が流れやすい状態をつくることも重要です。血管をゆるめるポイントはリラックス。血流を改善する運動やリラックスのポイントについては、第4

章～第5章でお話しします。

なお、ここでは「血管新生」のいい面の話をしましたが、血管新生には悪い側面もあります。

例えば、がんは異常な血管新生を伴う病気の代表です。がんの増大には新しい血管が必要です。そこでがんは体にはたらきかけ、新たに血管をつくろうとします。これも「血管新生」ですが、がんがつくった血管は正常なものに比べて不規則で曲がっており、異常な血管新生といえます。また、糖尿病性網膜症においても異常な血管新生が起こり、出血や網膜剥離《もうまくはくり》につながることがあります。

血管新生は、よくも悪くも、もともと私たち人間に備わっている仕組みなのです。正しい生活習慣によって、いい血管新生を促していくことが大切です。

毛細血管を増やす食べ物

ゴースト血管をよみがえらせ、毛細血管を増やす食材があります。

それがシナモン（桂皮《けいひ》）、ルイボスティー、ヒハツ（ヒバーチ、あるいはロングペッパーとも呼ばれる）などの食材です。

シナモンは料理としても使われているスパイスです。漢方の世界では桂皮と呼ばれていて、血行を助ける生薬とされています。強い抗酸化力があり、コーヒーや紅茶、ホット赤ワインに入れたり、トーストやヨーグルトにかけたりするのもおすすめです。ただ、長期にわたって大量に摂ると肝臓に負担がかかるので、食事や飲み物にちょい足しする程度にしましょう。

ルイボスティーはハーブティーとして人気があります。抗酸化力が高く、ノンカフェインなので、普段飲んでいるお茶をルイボスティーにしてみるといいでしょう。

ヒハツは耳慣れないかもしれませんが、黒コショウの原種となる香辛料で、アジア地域では肉料理やカレーなどに使われています。大きなスーパーなどでも入手できるため、そばやうどんにかけてもいいでしょう。ヒハツに含まれているピペリンは、血流をよくして血圧を下げるはたらきがあります。ただし、こちらも摂りすぎると胃腸に負担がかかることがあるため、１日数ｇ程度の摂取にとどめておきましょう。

これらの食材には、血管の内皮細胞にある「Ｔｉｅ２《タイツー》」という受容体を活性化させる作用があります。

健全な血管は、周皮細胞と内皮細胞がきちんと接着しています。しかし、加齢によることの接着が弱くなることで、血流も低下します。これが毛細血管の劣化や減少につながります。

Ｔｉｅ２を活性化することで、周皮細胞と内皮細胞の接着を強くします。その結果、血流がアップして毛細血管は新しく先に伸びようとします。こうして、ゴースト血管が復活することも期待できるのです。

毛細血管の「蛇口」の開け閉めをコントロールする自律神経

毛細血管と深く関わっているのが自律神経です。

近年、改めて注目されることが多く、ご存じの方も多いと思いますが、自律神経は不随意神経とも呼ばれ、その名の通り、自律的にはたらく神経です。手や足のように自分の意思で動かす神経とは異なります。

例えば、心臓の動きや消化・吸収など胃腸の動き、呼吸数や体温の調節、血圧、ホルモンの分泌などは自律神経がつかさどっています。

自律神経には「交感神経」と「副交感神経」があります。この2つは相反する作用があります。

交感神経は緊張したときやストレスを感じたとき、主に日常の活動時にエネルギーを出すときにはたらきます。「闘争と逃走の神経」ともいわれています。

一方の副交感神経は、リラックス時や睡眠時など、エネルギーをたくわえて次の活動に備えるときにはたらきます。

交感神経と副交感神経の2つの自律神経は、通常、バランスをとりながらはたらいていますす。しかし、このバランスがひとたび崩れ、その状態が長く続くと、体だけでなくメンタル面にもさまざまな不調が出てきます。

実は、私たちの血管もこの自律神経によってコントロールされています。いってみれば自律神経は、血管を締めたりゆるめたりする蛇口をコントロールするはたらきをしています。交感神経が優位になると血管は収縮し、副交感神経が優位になると血管は拡張します。そのため、自律神経のバランスが崩れると、血液の流れにも影響します。

これは毛細血管でも同じです。前にも述べたように、毛細血管の手前には細小動脈の平滑筋、毛細血管への入り口には前毛細血管括約筋があり、これらの筋肉は交感神経優位になると収縮し、副交感神経優位になると拡張します。まさに毛細血管への血流の蛇口といえます。

毛細血管での血液の流れが悪くなると免疫細胞が運ばれにくくなり、病気にかかりやすくなります。毛細血管は全身に張り巡らされています。腎臓の機能が低下するだけではなく、全身に影響が及びます。

交感神経が優位になって緊張状態が長く続くと、血管が収縮して血液の流れは悪くなります。つまり、ストレスにも大きく左右されることになります。

近年は、自律神経のうち、交感神経が優位になっている人が非常にたくさんいます。日中、仕事をしているときは交感神経が優位になっています。そして夕方から夜にかけて、だんだん副交感神経が優位になっていき、リラックスした状態で就寝、というのが人間の生き物としての本来のパターンです。

でも、夕方になっても夜になっても、仕事モードから切り替わらない。夜遅くまで仕事をしたり、不規則な遅い時間に食事をしたり、帰宅してもスマホを見たりして、交感神経が休まる暇がありません。テレビもパソコンもスマホも、24時間、私たちを刺激し続けます。その結果、血管をゆるめるどころか、締まりっぱなしの状態です。

かといって、1日中リラックスモードでは、今度は副交感神経ばかりが優位になってしまいます。大切なのは自律神経のバランスであり、日中は交感神経が適度に優位になり、夜は副交感神経が適度に優位になるというメリハリです。それには日常生活の過ごし方がカギを握っているのです。

「体内時計」を意識することの重要性

人間は基本的に朝起きて、日中に活動し、夜眠るというサイクルで暮らしています。1日は約24時間のサイクルになっていて、このリズムはあらかじめ「体内時計」として体に組み込まれています。これを「サーカディアンリズム（概日リズム）」といい、人間だけでなく、ほとんどの生物はこのリズムで生きています。

自律神経の交感神経と副交感神経は、この生体リズムに合わせて変動します。先ほどお話ししたように、朝、目覚めると活動するための交感神経が優位になり、日が暮れる頃には休息するための副交感神経が優位になります。

この2つが適度なバランスを保ちつつ、腎臓の状態を大きく左右する毛細血管のはたらきをコントロールしています。

第4章でも触れますが、睡眠中は毛細血管の修復が行われる時間帯です。でも、夜ふかしが続くと、生体リズムが乱れ、自律神経も乱れてしまいます。すると、毛細血管も十分に修復されず、腎機能の低下を招くだけでなく、脳や心血管疾患のリスクも上げてしまうことにもなるのです。

昼間に眠くなる、夜なかなか眠れない人は要注意です。夜遅くまで明るい光のもとで活動する、朝食を抜く、朝日を浴びない、といったことでも体内時計はズレてしまいます。特に朝浴びる太陽の光は重要です。朝起きて日の光を浴びると、体内時計はリセットされ、交感神経が優位になりやすくなり、覚醒モードになることができるのです。

体内時計の機能を支えるのは、「時計遺伝子」です。その中枢は、脳の視交叉上核《しこうさじょうかく》というところにありますが、時計遺伝子はこれまでに20個ほど発見されています。

ハーバード大学の研究室で行った、体内時計と毛細血管の関係についての研究では、時計遺伝子がはたらかない=体内時計が乱れたマウスは、血管が劣化し、腎臓への悪影響が出やすいことがわかっています。

つまり、腎臓病と体内時計は、深く関わっていることがわかったのです。

腎臓と毛細血管のためには、規則正しい生活をして、生体リズムをなるべく崩さない生活をすることが大切です。

コロナ禍で気づいた通勤の健康効果

自律神経のメリハリの話をすると、コロナ禍《か》で自粛生活をしていたときのことを思い出します。

職場に出社することができず、外出も制限されていたとき、逆にそれを喜んだ患者さんがいました。

「会社に行かず、家で仕事ができる」「満員の通勤電車に揺られなくて済む」「これでストレスフリーだ」と。

ところが実は、この期間は毛細血管にとっては喜ばしくない状態だったといえます。

リモート勤務になり、時間を自由に使えると思ったのも束の間、家に閉じこもりがちで体がなまってしまったり、時間の縛りがなくなって夜型になってしまったり、先行きが見えない不安から睡眠もとれなくなり、昼夜逆転に近い状態になってしまう人も増えました。

「通勤ラッシュから解放されてハッピー！」と喜んでいた方たちが、実際には不調になり、外来にいらっしゃるという事態になったのです。

でも、それをきっかけにして、毛細血管にいい生活に気づく方も徐々に増えてきました。「通勤しない代わりに、体を動かしてみよう」とウォーキングの重要性に改めて気づいてくれた人もいました。日中、ジョギングやウォーキングをして血流を上げたり、呼吸法で血管をゆるめたり。そうした人は自律神経のバランスが整っていきました。その結果、よく眠れるようになったという人も増えました。

もちろん、通勤ラッシュにもまれることがいいわけではありません。大切なことは通勤でも在宅でも、できるだけ毎日同じ時間に起きて食事を三食摂ることで、サーカディアンリズムを合わせ、日中しっかり歩いて自律神経のメリハリをつくりつつ、副交感神経優位の状態で7時間睡眠をとることです。

再び職場に通う生活に戻った方もいますが、今現在、リモート勤務が多い方や、定年を迎えて通勤がなくなった方、あるいは役員になって車を使う機会が増えた方、会食の機会が増えた方などは、特に意識して歩いていただきたいと思います。

■第4章■

「腎臓力」を高める休息法

「腎トレ」ウォーキング準備編

「腎臓力」を高める毎日の習慣

本書は、さまざまな研究成果やエビデンスをもとに、より効率よく「腎臓力」をアップさせる「腎トレ」ウォーキングをテーマにしています。その一番の主題に進む前に、できるだけ毛細血管の状態を整え、「腎トレ」ウォーキングの効果を最大限引き出すための準備をしましょう。この準備自体も「腎臓力」を高める重要な方法なので、ぜひ生活習慣のなかに取り入れてください。

「腎臓力」を高めるためには、毛細血管の状態をよい方向に導いていく必要があります。そのベースを整えることができる生活習慣が「睡眠」と「呼吸法」です。

「睡眠」は毛細血管をゆるめる時間が長時間続く、大切な時間です。良質の睡眠中に、血管や腎臓などの全身の細胞が効率よく修復されます。

また「呼吸法」も、自律神経の副交感神経を優位にして毛細血管をゆるめる作用があるだけでなく、免疫機能の向上につながります。

つまり、睡眠や呼吸法を中心に生活習慣を見直すことが、毛細血管をいい状態に保ち、「腎臓力」をアップさせるベースとなるのです。

そのポイントは以下の2つです。

ポイント1：自律神経を整える
ポイント2：毛細血管をゆるめる時間をつくる

ここでカギを握っているのが「自律神経」です。

まずは自律神経の副交感神経を優位にし、毛細血管をゆるめる時間をキープし、血流をアップしていきます。

自律神経を整える際には、第3章で少し触れた「サーカディアンリズム（概日リズム）」を意識することがコツです。

繰り返しになりますが、朝、目覚めると活動するための交感神経が優位になり、血圧や体温が上昇していき、体は覚醒し、日中はいいパフォーマンスを発揮できるようになります。

そして、日が暮れる頃には休息するための副交感神経が優位になります。睡眠ホルモンが分泌され、心身を休息の状態に切り替えて、体温も低下して深い睡眠に入ります。

人間をはじめ、多くの生物はこのリズムで生きています。この生体リズムに合った暮らしをすることがとても重要になってきます。言い換えれば、腎臓をいい状態に保つために、「1日24時間をどのように過ごせばいいのか」ということになってきます。

難しいことではありません。生体リズムに合わせた生活をするというのは、本来はとてもシンプルなことです。でも、そのシンプルな時間の使い方ができにくくなっているのが、現代社会でもあります。

交感神経が優位になるはずの時間帯に、なぜかそうならない。逆に副交感神経が優位になるはずの時間帯に、交感神経が優位になってしまう——。改善のカギは、交感神経と副交感神経のバランスをいかによくするにかかっています。それが毛細血管をいい状態に保ち、ひいては「腎臓力」のアップにつながるのです。

ポイント1：自律神経を整える

忙しい現代人には欠かせない「休息」

毛細血管にしっかりはたらいてもらい、腎臓を元気に保つためには、「自律神経」を味方につける必要があります。

自律神経は、交感神経と副交感神経のバランスが重要ですが、現代人は自律神経のうち、交感神経が優位になっている人が非常に多くなっています。要は、緊張感やストレスにさらされている時間が多いのです。

自然に即した生活をしていれば、1日の流れのなかで、日中は交感神経が優位になり、夜間は副交感神経が優位になります。ところが、遅くまで仕事をしたりスマホを見たりして、緊張がゆるむ時間がないと、交感神経優位な状態が続いてしまい、いつまでたっても自律神経のバランスがとれません。

加えて、男性は30代、女性は40代以降に副交感神経のはたらきが落ち、交感神経が優位になりやすくなります。ですから、日中から副交感神経を意識的に優位にする必要があるのです。

私たちの血液の流れは、自律神経によってコントロールされています。自律神経のバランスが崩れると、血管にも影響が出てきてしまいます。交感神経が優位になると血管は収縮し、副交感神経が優位になると血管はゆるみます。適度に血管がゆるんだ状態をキープしたうえで血流をアップさせれば、体の隅々まで酸素や栄養素が行き渡り、弱っていたゴースト血管もよみがえり、毛細血管もキープできることになります。

本来、自律神経は自分の意思ではどうすることもできませんが、ここでは自分でコントロールできる方法を3つ紹介します。

自律神経を整える「4・4・8呼吸法」

1つめが「呼吸法」です。

自律神経をコントロールするには、呼吸筋のなかの横隔膜《おうかくまく》に刺激を与える必要があります。横隔膜には自律神経のセンサーがあり、横隔膜を刺激する呼吸=腹式呼吸を行うと、特にゆっくり息を吐く際に副交感神経を優位にすることができます。

この「4・4・8呼吸法」は、私の研究室で脳波や自律神経測定器などを駆使して長年かけて開発したもので、メジャーリーガー、プロ野球選手、Jリーガー、オリンピック選手、大相撲力士、青山学院大学駅伝チーム選手など、さまざまなジャンルのトップアスリートにも伝授し、大きな成果が得られてきた方法です。

緊張したときやイライラしたとき、深く呼吸をすると副交感神経が優位になり、リラックス効果が得られ、血管がゆるんで全身の毛細血管に流れる血流もアップします。交感神経優位になりがちな現代人は、意識して腹式呼吸を行うことで、自律神経のバランスを整えることができるのです。

呼吸法を行うと、驚くほど早く効果が表れます。早い人では5秒、どんなに反応が遅い人でも5分で効果があります。逆にいうと、すぐに元に戻りやすいため、プレゼンの前や大事な試験や面接の前、初対面の人と会う前やストレスを感じるときなど、「今、緊張しているな」と感じるとき、「今すぐリラックスしたい、落ち着きたい」と思うとき、必要なタイミングで適宜「４・４・８呼吸法」を取り入れてみましょう。

最近では、自律神経をリアルタイムで測定できるデバイスがあります。また、私が10年かけて開発した自律神経測定アプリ（VitalCam）が、最近 App Store でダウンロード可能になりました。これは、自律神経のバランスやトータルパワー（自律神経の総合力。元気度、疲労度を反映する）をリアルタイムで測定することができる、非常に優れた最新鋭のアプリです。自分の〝たった今〟の自律神経のバランスを知りたい人は、ぜひこのアプリも活用してみてください。

では、「4・4・8呼吸法」のやり方を具体的に紹介しましょう。

1　ラクな姿勢で椅子に座り、重ねた両手をおへその上に軽く当てます。息を吐き切ってから、お腹をふくらませる腹式呼吸を2〜3回繰り返します。

2　4秒かけて鼻からゆっくり息を吸い、吸い切ったら4秒息を止めます。

3　8秒かけて鼻から息を吐き切ります。

1〜3を1セットとして2、3セット繰り返しましょう。必要に応じて、何回行ってもOKです。

ストレス解消や疲労回復に役立つ「自律訓練法」

そして2つめは「自律訓練法」です。これは自己暗示によって自律神経を整える方法です。

1932年にドイツの神経科医ヨハネス・ハインリヒ・シュルツによって体系化された方法で、歴史が長いため聞いたことがある人も多いでしょう。

決まった言葉（言語公式）を心のなかで繰り返すことによって、体のそれぞれの部位に意識を向けて筋肉の緊張をほぐし、ストレス解消や疲労回復などの効果が期待できる方法です。

準備段階：ラクな姿勢で座り（横になってもOK）、「気持ちがとても落ち着いている」と感じます。ここで122ページの「4・4・8呼吸法」を2、3セットやってもいいでしょう。

第1段階：手足の重みを感じていきます。頭のなかで「右手が重たい」「左手が重たい」「右足が重たい」「左足が重たい」「両手両足が重たい」と感じ、実際にイメージを膨らませていきます。

第2段階：手足の温かみを感じていきます。第1段階と同じ要領で、「右手が温かい」「左手が温かい」「右足が温かい」「左足が温かい」「両手両足が温かい」と唱えます。

第3段階：「心臓が静かに波打っている」と、心臓が一定のリズムで波打っていることを感じます。

第4段階：「呼吸がラクになっている」ことを感じます。リラックスして1、2回、深く呼吸します。

第5段階：おなかの温かみを感じて「お腹が温かい」と唱えます。

第6段階：額の部分の涼しさを感じて「額が涼しい」と唱えます。

文字として読むと、長く、面倒に感じる方もいるかもしれませんが、何度かやって慣れていくと、トータル5分程度でできるようになります。朝と夜の1日2回行うと、自律神経が整いやすくなります。

「4・4・8呼吸法」がすぐにできて即効性があるのに対して、最初は根気が必要な方法ですが、昼夜逆転など生活リズムが乱れていて自律神経が崩れている自覚がある人や、ストレスが強い人には特におすすめの方法です。自律神経をしっかりコントロールしたい場合に行うと、自律神経のベースが整いやすくなります。

第6段階までありますが、途中でやめる場合は、手のひらをグーパー、グーパーと握ったり開いたりする動作を繰り返すことで、自律訓練法特有の意識状態を取り消すことができます。

行うときは順番を守り、必ず「準備段階」から積み重ねて行うようにしてください（途中でやめる場合も同様）。「第3段階だけ」「第4段階だけ」など、一部の段階だけ行うことも避けましょう。時間がないときは「準備段階」～「第2段階」まで行うだけでも、十分リラックス効果があります。

ビジネスパーソンも実践する「マインドフルネス瞑想」

最後はマインドフルネス瞑想《めいそう》です。こちらも、しっかりと自律神経を整えたい人におすすめの方法です。

私がアドバイスを行っている世界の一流企業でも、ストレス対処法として取り入れられ、注目を集めている「マインドフルネス」。瞑想の一種で、その効果はビジネスだけでなく、医学的にも実証されています。ハーバード大学医学部でも研究が進められており、記憶力をつかさどる海馬《かいば》が活性化したり、興奮する部分が抑えられたりと、脳内での器質的な変化が起こることが確認されています。

それだけではありません。私たちが独自に開発した自律神経を測るセンサーで測定し、マインドフルネス瞑想の前後の自律神経を比較したところ、明らかにマインドフルネス後に副交感神経が優位になったのです。マインドフルネスは自律神経のバランスを整え、毛細血管をゆるめるのにも役立ちます。

1 姿勢を正して椅子に座るか、床にあぐらをかきます。

2 目を閉じて体の感覚に集中し、雑念を払います。

3 呼吸に意識を集中します。ゆっくり鼻から吸って、鼻から吐きます。このときの鼻や胸、おなかの動き、足裏などに意識を向けましょう。「1、2、3……」とカウントしていくのもいいでしょう。こうして「今、ここ」に意識を集中させていきます。

やり始めると、どうしても雑念が出てきてしまいますが、それは当然のこと。雑念が出たら、「ああ、雑念が出てきたな」とそのまま受け止め、再び呼吸している体の動きや呼吸のカウントに意識を向けましょう。

また、歩きながら行う「ウォーキング瞑想」という方法もあります。歩きながら一歩一歩、「1、2、1、2」とカウントして足裏に意識を向けたり、手足にセンサーがついているイメージで意識を向けたりします。ポイントは同じく「今、ここ」に意識を集中させること。ただし、今、ここにいる自分に意識を向けていると、周囲に注意が向かなくなりがち。交通量が少ない、慣れた環境で行うようにしましょう。

ポイント2：毛細血管をゆるめる時間をつくる

「睡眠」は腎臓の修復時間

睡眠不足や睡眠サイクルの乱れがあると、いいことは何1つありません。

体のメンテナンスは、夜、行われます。質のよい睡眠がとれていると、寝ている間に傷ついた細胞を修復するなど、体のメンテナンスを十分に行うことができます。

実際にメンテナンスをしている現場となるのは、血管の内皮細胞です。内皮細胞に、メンテナンスに必要な酸素や栄養、ホルモンなどを届けなければなりません。その役目をしているのが毛細血管を流れる血液です。

日中優位になった交感神経から、夕方以降、リラックスモードの副交感神経にスイッチが切り替われば、毛細血管はゆるみます。毛細血管がゆるめば、昼間に血中に入った酸素や栄養、そして睡眠中に潤沢に分泌された成長ホルモン、メラトニンなどの、いわゆる「アンチエイジング」の役割があるホルモンが体の隅々まで行き渡り、全身の細胞のメンテナンスが行われ、免疫が強化されます。

ところが、睡眠時間が短かったり乱れていたりすると、このメンテナンスを十分に行うことができず、血管も老化していきます。あるいは、動脈などの太い血管のほうの機能は保たれていても、毛細血管はどんどんもろくなっていってしまいます。つまり、短時間睡眠は体にとって〝悪〟ということになります。

そして、睡眠は腎臓にとっても必要な修復時間。毛細血管のかたまりである腎臓のためにも、しっかりいい睡眠をとって、毛細血管をゆるめる時間を確保してあげましょう。そうすることで、また明日からも元気にはたらいてもらうことができるのです。

腎臓が元気になる「眠り方」

忙しい人がどこで時間を削るのか。そのターゲットとなるのは、やはり睡眠時間です。しかしながら、お話ししているように、睡眠時間はただの「休息のための時間」ではなく、病気を防ぎ、老化を予防し、体を再生・修復させるための貴重な時間です。

そう考えると、短時間睡眠はナンセンスです。眠っている間にしっかり体をメンテナンスするための必要な時間の目安は、ズバリ「7時間」です。

かつて、カリフォルニア大学で「睡眠時間と死亡危険率の関係」という大規模な調査が行われました。約110万人を対象にしたこの調査では、もっとも死亡率が低かったのは睡眠時間が6時間半〜7時間半の人たちでした。

睡眠時間が3時間半〜4時間半ほどの短時間睡眠の人たちはもちろん、8時間半ほどの長く眠る人たちも、7時間睡眠の人たちと比べると15%ほど死亡率が高かったのです。

世の中にはショートスリーパーと呼ばれる、短時間睡眠でも健康を維持できる人もいますが、割合としては数%に過ぎず、ほとんどの人は当てはまりません。短時間睡眠で睡眠時間を削って起きている時間を長くするよりも、しっかり睡眠をとってベストな状態で仕事などの作業に臨んだほうが、はるかに効率がよく、いいパフォーマンスができるのです。

私も含め、多くのみなさんは「早寝早起きをしましょう」と、子どもの頃からいわれ続けてきたことでしょう。当たり前のことすぎて、社会に出て忙しくなればなるほど、つい聞き流してしまいがちです。

「わかっていても、できないから困っているんだ」という声も聞こえてきそうですが、早寝早起きの効能を知れば、今日から生活リズムが変わるかもしれません。

近年、睡眠は血圧に影響していることがわかってきました。私は高血圧の患者さんに生活習慣の指導をするとき、まずは朝起きる時間を一定にすることで、体内時計を整えるようにお伝えしています。

そのポイントは「早寝早起き」ではなく、正確には「早起き早寝」。毎朝、一定の時間に起き、朝日を浴びることで体内時計をリセットするスイッチをオンにすることができます。実は、体内時計がつくる人間の生体リズムは、1日24時間11分。毎日11分だけズレているのです。このズレをリセットしてくれるのが、朝日を浴びること。曇りや雨の日でも、カーテンを開けて、窓辺にいるだけで十分です。

もし遅い時間に起きると、このリズムはどんどん後ろにズレてしまいます。そして夜眠れず、遅くまで起きていることになる。夜型人間のでき上がりです。自律神経のバランスも、当然乱れてしまいます。夜型の習慣がついている人は、最初はつらいかもしれませんが、とにかく1回「早起き」してみましょう。早く起きる習慣がつけば、自然と早い時間帯に眠くなり、早寝になってきます。

私の患者さんのなかには、このような指導をしただけで高血圧が改善してしまった方がたくさんいます。その要因はいろいろ考えられますが、生体リズムが整えば自律神経のバランスがよくなり、動脈スティフネス（動脈壁硬化。血管年齢の指標にもなる）が改善し、毛細血管の劣化も防ぐことができます。こうしたさまざまな効用があることが私の研究室の研究でも確認されています（この研究成果の一部は、２０２２年に国際的医学誌にも掲載されました）。

いい眠りを促す「入浴」

質のいい睡眠のために、入浴もうまく活用しましょう。交感神経モードから副交感神経モードへと上手にシフトするために、入浴時間を利用するのです。

ポイントは、少なくとも10分は湯船につかること。忙しい方のなかにはシャワーで済ませてしまう人や、夜に入浴せず、朝風呂にしている人もいるかもしれません。

しかし、シャワーのみだと、お湯の温度が高くなりがちなうえ、シャワーが肌の刺激となり、逆に交感神経を刺激してしまいます。そういう意味では、朝すっきり目覚めたいときの朝シャワーはおすすめです。

夜に入浴する場合、湯船の温度は38～41度くらいにします。熱すぎないくらいのぬるめのお湯につかっていると、末梢の血流がよくなり、体の中心部の血液の割合が少なくなります。すると、徐々に、体の中心部の体温である深部体温が低下します。深部体温が低下することで、自然な眠気へとつながっていきます。

夜、入浴するといいましたが、入浴するなら就寝の1時間前までに済ませるのがベストです。寝る直前に入ってしまうと、体が熱すぎて交感神経から副交感神経へ移行が遅れ、かえって寝つきが悪くなってしまいます。

また、今流行のサウナや水風呂は刺激となり、交感神経を優位にしてしまいます。夜、スポーツジムなどに行き、そこで入浴を済ませる人もいるかと思いますが、あまり無理はしないようにしましょう。

また、お風呂から上がったあとに軽く前屈系のストレッチをすると副交感神経を優位にし、血管をゆるめてくれます。床に座って両足を広げて伸ばしたり、あぐらの姿勢で両足の裏をつけて上半身を前に倒したりしてみましょう。ただし、激しい運動はかえって交感神経をアップしてしまうため、あくまでも軽いストレッチであることがコツです。

なお、入浴後は寝室の照明を暗めにしておくと、入眠しやすくなります。

【根来式入浴法のポイント】
・お湯の温度は38～41度くらいのぬるめにする
・湯船に10分つかる
・就寝の1時間前までに済ませる
・入浴後に軽く前屈系のストレッチをする

「寝る前スマホ」が睡眠に与える影響

朝、太陽の光を浴びると体内時計がリセットされるといいましたが、光はそれだけ私たちの体に大きな影響を与えています。さらに、スマホやタブレット、パソコンなどの光の影響もあります。

２０２３年に私たちの研究チームが出した論文があります。睡眠の2時間前にスマホやパソコンなどを見ると、ブルーライトの影響で睡眠ホルモンであるメラトニンの分泌が減ってしまい、入眠したあとでも交感神経が優位になる状態が続くことがわかっています。

寝る直前までブルーライトを浴び続けていると、たとえ眠りに入ったとしても、1〜2時間程度、交感神経が優位の状態が続くのです。

これはどういうことかというと、たとえ睡眠時間をしっかり7時間とっていたとしても、寝入りばなの1〜2時間、交感神経優位の状態が続くことになるため、体の再生・修復能力が低下してしまうということ。その結果、「腎臓力」も下がってしまいます。

加えてブルーライトは視神経を刺激してメラトニンの分泌を抑制し、電磁波はメラトニン自体を破壊してしまいます。これでは何時間寝ても睡眠の質は下がる一方です。

ハーバード大学の私の研究室で、光が体に与える影響を調べる実験を行いました。

参加者は起床時間、就寝時間、部屋の照度などの条件を同じにして、1週間程度過ごしてもらいます。参加者を2つのグループに分け、1つは寝る1〜2時間前にタブレットで読書をし、もう1つのグループは紙の本で読書をしてもらいました。

結果はどうなったかというと、タブレットのグループは本のグループに比べて睡眠が浅くなり、入眠時間も長くなっていました。メラトニンも減って、睡眠の質が悪化していました。一方、本を読んだグループは、たとえ部屋の電気をつけていたとしても、タブレットのグループより睡眠の質がよかったのです。

少し驚いたのが、タブレットよりもテレビを観たほうが、睡眠の質がよかったことです。同じくらいの影響があるかと思っていたのですが、意外な結果でした。これは、テレビはスマホやタブレットに比べて少し離れて観ること、そして大画面であったとしても、タブレットのように凝視するわけではなく、視野の一部で見ることがその理由ではないかと思われます。

なお、タブレットやスマホにブルーライトカットのフィルムなどを貼り、影響を弱めている人もいるかもしれません。何も貼らないよりはいいのですが、フィルムを貼っても画面の照度はほぼ変わりません。照度が高いとメラトニンの分泌に影響するため、やはり就寝前に、スマホやタブレットはなるべく見ないことをおすすめします。

以上、本章で解説したことを、できることから実践し、かつ習慣化することで、「腎トレ」ウォーキングの準備が整います。

次章では、いよいよ「腎トレ」ウォーキングの実践法を説明しましょう。

■第5章■

腎臓が元気になる！　「腎トレ」ウォーキング

「腎臓力」がアップする！　根来式プログラム

ここからは、私の研究室での研究成果や国内外の大学での研究成果をもとに編み出した、自分ですぐに実践できる「腎臓力」を高める方法を紹介していきます。

ここで紹介する方法は、特別なものは何も必要ありませんし、お金もかかりません。まずはできるものから取り入れていきましょう。

何よりも大切なのは、少しずつでも生活のなかに組み込み、長く続けることです。長い時間をかけて低下してしまった腎機能は、同じようにある程度の時間をかけてじっくりケアしていくことで、その機能が保たれ、場合によっては機能がアップすることにもつながります。

すでに腎機能の低下を指摘されている方でも、今から始めれば、その流れを食い止めることができます。さあ、今日から「腎臓力」アップをスタートさせましょう。

なぜ、運動は腎臓にいいのか

腎機能の低下を予防し、100年元気にはたらいてくれる腎臓をキープするためにもっとも大切なのは、前章でお話しした「毛細血管」のはたらきを高めることです。
その一番のポイントは運動です。適度な運動は、血管を拡張するNO（一酸化窒素）を分泌させて血流をアップし、血圧を下げる作用がある他、毛細血管を増やす効果がありま す。

実際、運動を習慣にしている人は、慢性腎臓病の発症リスクが大幅に低いことが、イギリスのブリストル大学が20年にわたり2000人超を追跡した調査でわかっています。

同大学の別の研究では、運動を習慣的に行っている人は腎臓病のリスクが大幅に低下するだけでなく、体力も向上する一方で、運動の習慣がない人や心肺持久力が低く体力が低下している人では、腎臓病のリスクが上昇していました。

また、運動には腎機能（eGFR）の改善効果も認められています。東北大学の研究では、急性心筋梗塞を起こした患者73人を2年間追跡調査しました。1日に4719歩以上歩いたグループと4719歩未満のグループを比較したところ、前者は腎機能が優位に改善していました。

運動はNOの産生を増やします。お話しした通り、NOは血流がよくなるときに産生され、血管をしなやかにやわらかく保ち、若々しくしてくれます。血流がアップして血管が若々しくなれば、当然、毛細血管が増えます。そして毛細血管のかたまりである腎臓の機能もアップするのです。

そうはいっても運動は苦手、あまり激しく体を動かせない、といった人もいるでしょう。それでも大丈夫です。むしろ、腎臓を元気にするには、激しい運動は不要なのです。

そこで私がおすすめしたいのがウォーキングです。

そもそも、歩くことはなぜいいのでしょうか。

歩くことでふくらはぎを使います。ふくらはぎは「第二の心臓」といわれるごとく、足の血液を循環させ、心臓に戻すポンプのような役割があります。歩くだけでも、適度な血流アップにより、NOの産生を促すことができるのです。

また、私の研究室やその他の研究で、歩くことが生活習慣病の予防や改善につながり、腎機能もアップすることがわかっています。今現在、腎機能が低下していない人でも、健康やパフォーマンスアップのために、ぜひ歩くことを習慣化してください。

さて、毛細血管を増やし、さらに丈夫な毛細血管をつくるのにおすすめのウォーキング法があります。それが、私のこれまでの研究成果をもとに腎機能アップを意識して考案した、名づけて「腎トレウォーキング」です。

「腎トレ」ウォーキングとは、「無酸素運動＋有酸素運動」を組み合わせた方法です。つまり、有酸素運動であるウォーキングに、ほんの少し無酸素運動をプラスしたもののことをいいます。

ここでいう無酸素運動とは、簡単な筋トレのこと。息が上げるくらいのつらい筋トレではありません。

筋トレをすると、成長ホルモンを分泌するというメリットもあります。

成長ホルモンは、全身の細胞の修復をしたり、新陳代謝を促したりするホルモン。その7割は、寝入りばなの約90分～180分における深いノンレム睡眠中に分泌されますが、実は残りの3割は空腹時や運動時にも分泌されます。運動といっても〝ちょっときつめ〟の運動が、成長ホルモンの分泌を促します。筋トレなどをして筋肉が傷ついて乳酸が出ると、それがシグナルとなって成長ホルモンが分泌されるからです。

ちなみに、「無酸素運動＋有酸素運動」の組み合わせといいましたが、順番は、無酸素運動→有酸素運動がベスト。これにより脂肪が燃えやすく、体脂肪を減らしメタボ予防になるのです。

筋トレで成長ホルモンが分泌されると、脂肪が燃焼しやすくなるため、その状態で有酸素運動を行います。そうすると、脂肪がエネルギーとして使われやすいため、効率よく脂肪を減らせるというわけです。

「腎トレ」ウォーキングをやってみよう

ではさっそく、「腎トレ」ウォーキングをやってみましょう。

やり方は簡単です。しかも、1日たった20分からできます。ちょっときつめの無酸素運動（簡単な筋トレ）→有酸素運動（ウォーキング）をするだけ。道具もいらなければ、お金もかかりません。筋トレは、苦手な部位もあるかもしれませんので、まずは自分がやりやすいものからやってみてください。

慣れてきたら、以下のものをローテーションでやってみましょう。

ここでは筋トレのレベルによって、2つのパターンに分けて紹介します。

「初心者コース」ではウォーキングを1日18分としていますが、もちろん、歩けるのであればウォーキングの時間をもっと長くしてもかまいません。ただ、「腎トレ」ウォーキングでは、「事前に簡単な筋トレを行う」というのがポイントになります。

「腎トレ」ウォーキング【初級編】
①壁腕立て伏せ（上腕を鍛える）　2分＋ウォーキング18分〜
②おなかひねり（体幹を鍛える）　2分＋ウォーキング18分〜
③椅子スクワット（下腿を鍛える）　2分＋ウォーキング18分〜

「腎トレ」ウォーキング【中級編】
①腕立て伏せ（上腕を鍛える）　2分＋ウォーキング30分〜60分
②腹筋＋背筋（体幹を鍛える）　2分＋ウォーキング30分〜60分
③スクワット（下腿を鍛える）　2分＋ウォーキング30分〜60分

①〜③を日替わりで行います。ここで、なぜ日替わりで筋トレの鍛える部位を変えるのか、疑問に思われる人もいるかもしれません。

筋肉は負荷をかけることで鍛えられます。筋トレによって筋繊維が傷つけられると、損傷前の状態か、それ以上の太さとなって修復されます。これによって、筋肉が鍛えられていくことになります。

ただし、傷ついた筋肉が修復されるには、48時間（2日間）かかります。48時間以内に筋トレをしても、何か問題があるわけではありませんが、効率的ではありません。ですから、同じ部位を毎日筋トレするよりも、筋肉を鍛える部位を替えて行うほうが、効率がいいのです。


なお、寝る直前に行うと交感神経を刺激してしまいます。質のいい睡眠をとるためには、就寝の2時間前までに行いましょう。

たくさん歩く自信がない人は、まずゆっくりでいいので、20分程度歩くことを目標にしましょう。

なお、現在腎機能が落ちてしまっている方も、安静の指示が出ていない限り、適度な運動をすることをおすすめします。気になる方は、医師に相談のうえで行ってください。

「腎トレ」ウォーキング【初級編】

① 壁腕立て伏せ（上腕を鍛える）…２分

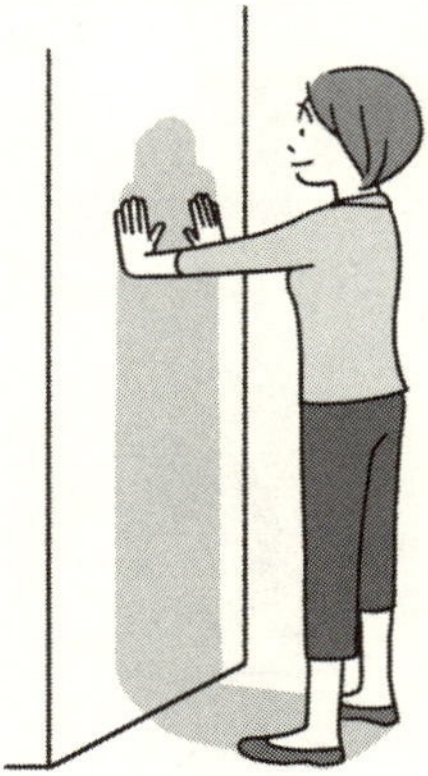

1 壁から歩幅１歩分ほど離れて、両足を肩幅に開いて立ち、両腕を胸の高さで前に伸ばし、両手を壁につける。

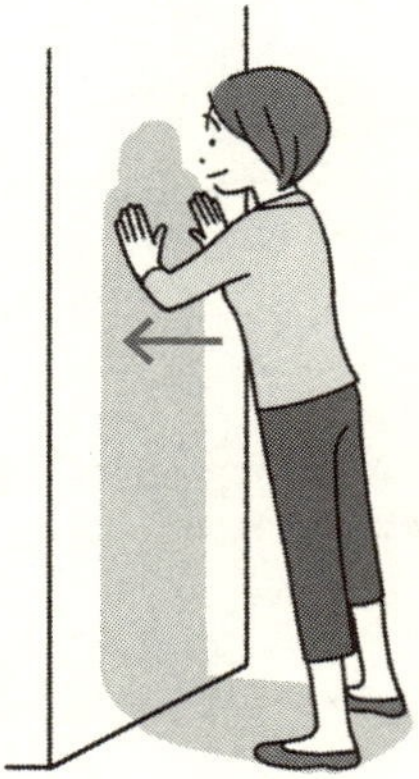

2 両足は動かさず、息を吸いながら、両ひじをゆっくり曲げたあと、吐きながら両ひじを伸ばす。

[ポイント]
ひじの曲げ伸ばしの際、腰や背中が曲がらないようにする。
足がすべらないように、すべりにくい床か、もしくは裸足で行うとよい。

＋
ウォーキング
18分

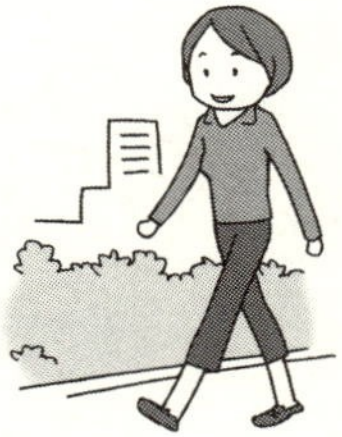

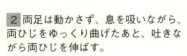

② おなかひねり（体幹を鍛える）…2分

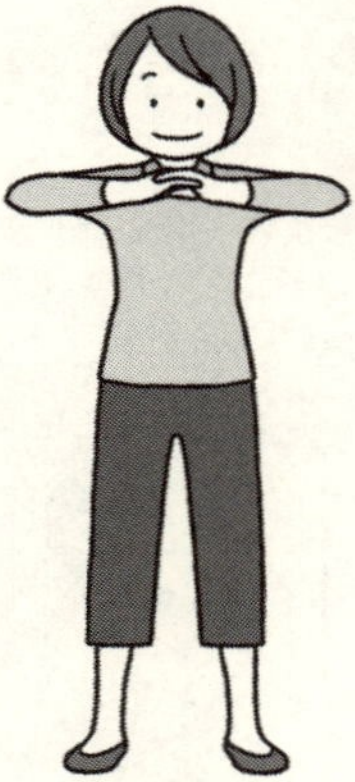

1 両足を肩幅に開いて立ち、胸の高さで両手を組む。

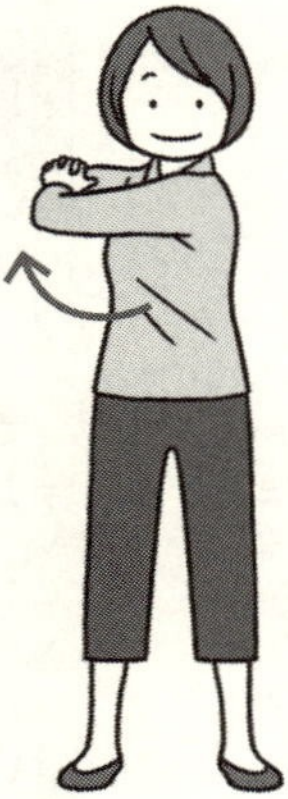

2 顔を正面に向けたまま、息を吸いながら両腕をゆっくり右に回し、おなかを右にひねる。
ひねり切ったら息を吐き、30秒キープし、もとに戻る。左側も同様に行う。

[ポイント]
おなかをひねるとき、顔は正面を向けたままにし、一緒に回さないようにする。

＋
ウォーキング
18分

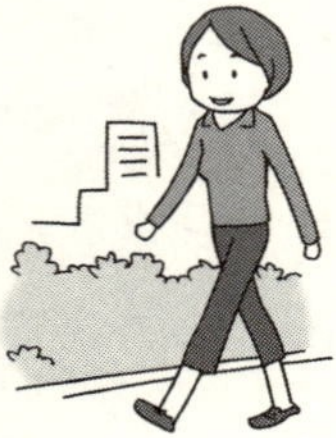

③ 椅子スクワット（下腿を鍛える）…２分

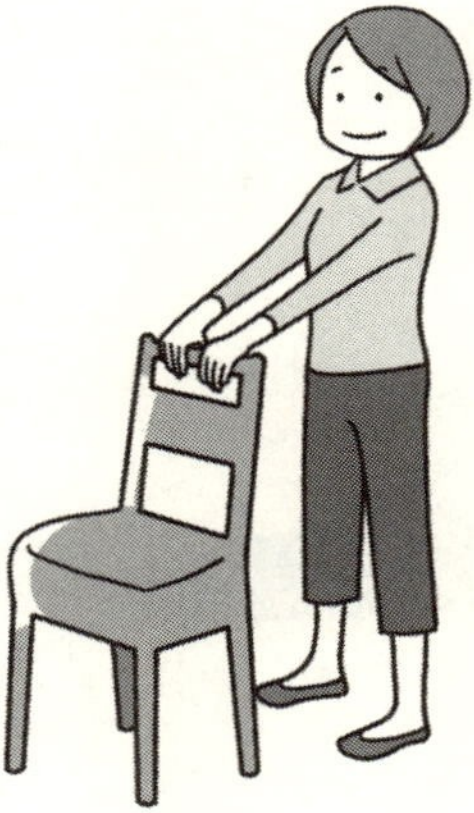

1 安定感のある椅子の背もたれを両手でつかみ、足を肩幅に開いて立つ。

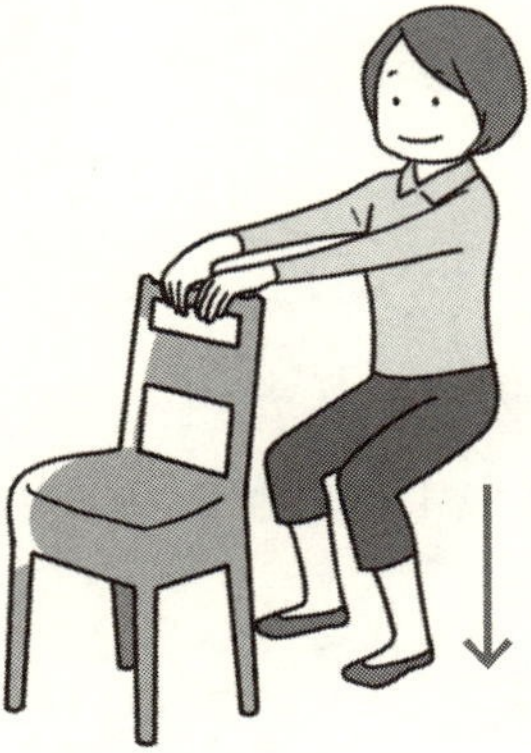

2 ゆっくひざを 90 度に曲げたあと、ゆっくりひざを伸ばす。

[ポイント]
ひざを曲げたとき、ひざがつま先よりも前に出ないように、背筋を伸ばして行う。

＋

ウォーキング
18 分

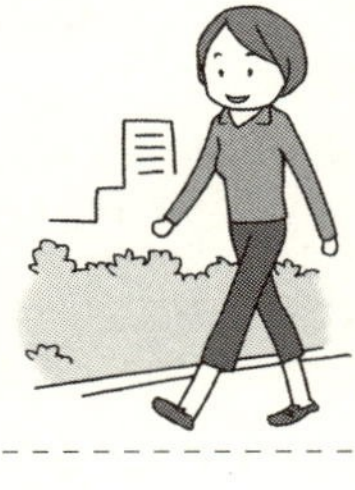

「腎トレ」ウォーキング【中級編】

① 腕立て伏せ（上腕を鍛える）…２分

手を肩幅よりも少し広めにしてつき、足を伸ばしてつま先を立てる。まっすぐな姿勢をキープしながら脇を締めてひじを曲げる、戻す、を繰り返す。

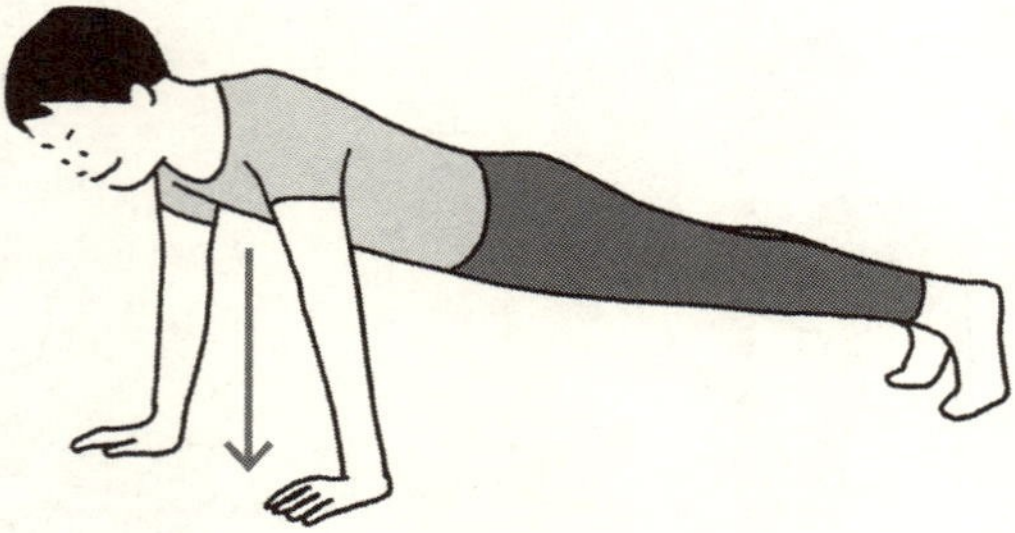

② 腹筋＋背筋（体幹を鍛える）…２分

【腹筋】両ひざを立てて仰向けになり、両手を頭の後ろで組んで両ひじを開く。息を吐きながらみぞおちを支点に状態を起こす、戻す、を繰り返す。

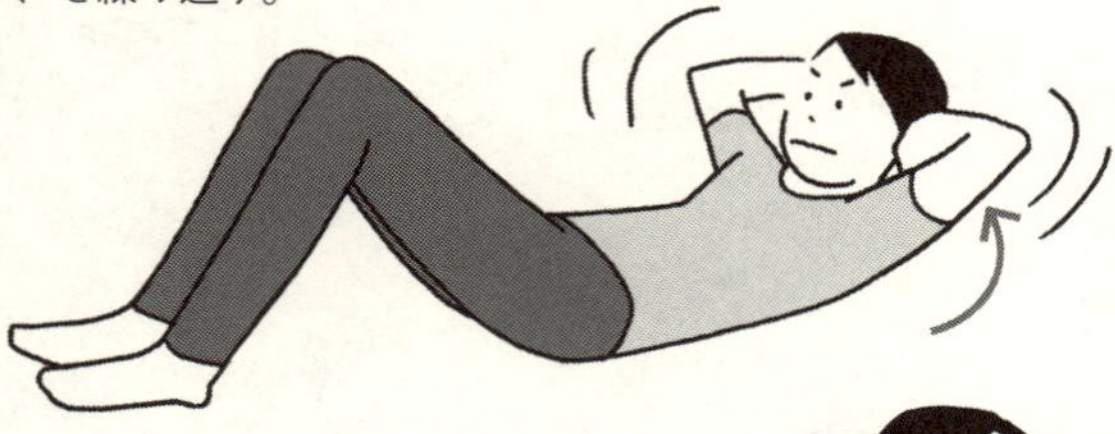

【背筋】うつ伏せになり、両手を頭の後ろで組む。息を吐きながら、無理なく上がる高さまで状態を上げる、戻す、を繰り返す。

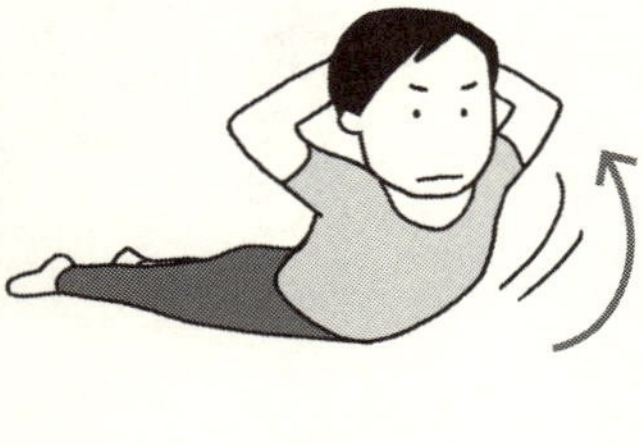

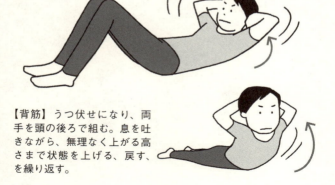

③ スクワット（下腿を鍛える）…2分

足を肩幅に開いて立つ（つま先とひざが同じ向きになるようにする）。
両手を頭の後ろで組んで両ひざを開く。
ひざをゆっくり90度に曲げる、戻す、を繰り返す。

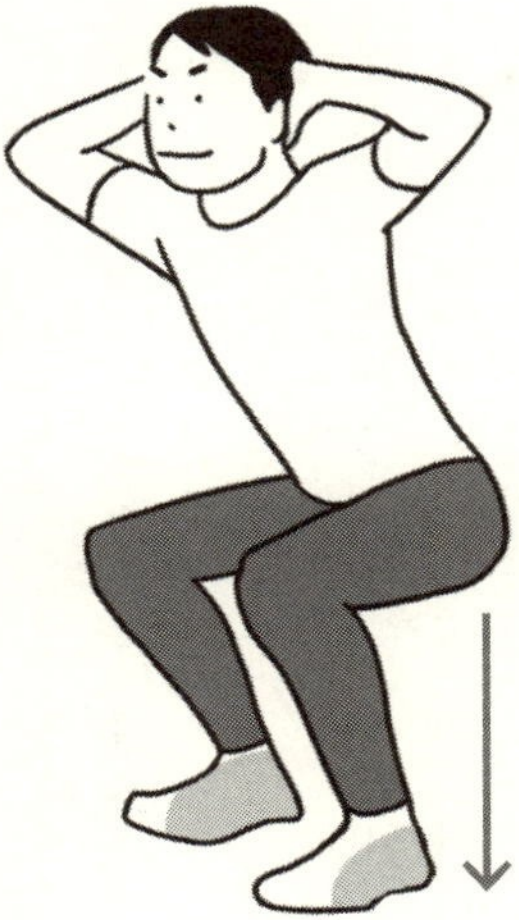

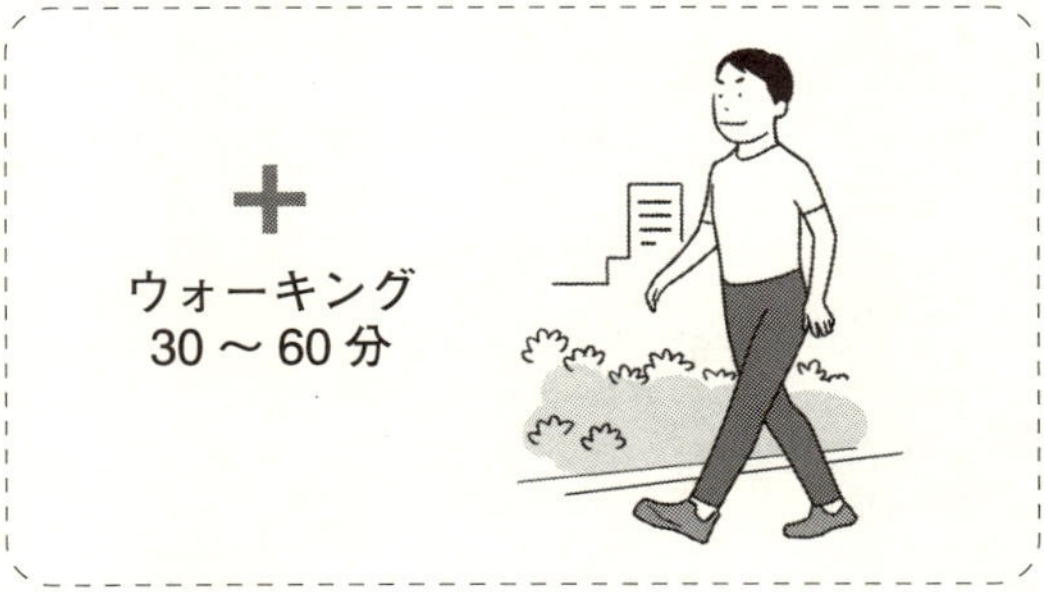

「腎トレ」ウォーキングはリズムよく！

「腎トレ」ウォーキングにはちょっとしたコツがあります。それはリズムよく歩くこと。だらだら歩いていては、効果が半減してしまいます。

せっかく歩くのですから、イヤイヤ歩くのではなく、楽しく歩きましょう。「1、2、1、2」と心のなかで一定のリズムをとりながら歩くと、心も安定します。これには理由があります。一定のリズム運動をすると、セロトニンというハッピーホルモンが分泌しやすくなるのです。

セロトニンは精神に安定をもたらすだけでなく、日中に多く分泌させておくことで、睡眠ホルモンであるメラトニンの分泌を促します。要は質のいい睡眠にとっても重要なのです。

前章でご説明した体内時計や自律神経とも関わっていますが、セロトニンを分泌させるには、朝、日光の光を浴びて、朝食をしっかり摂り、日中は活動的に過ごすことが重要です。

そのためにもぜひ、ウォーキングを取り入れてみてください。できるだけ背筋を伸ばし、軽く手を振って歩きましょう。

次に、リズムウォーキングに慣れた方は、「インターバル歩行」を行いましょう。

インターバル歩行とは、３分間の速歩きと３分間のゆっくり歩き（普通の歩き）を交互に繰り返すもの。速歩きの際にできるだけ大股で歩くことで、下半身の筋肉を効率よく使うことができます。

ウォーキングに適度に負荷をかけることによって、血圧や血糖値の改善の効果や、脂肪燃焼や筋力のアップなどの効果もあり、全身の毛細血管の状態が改善することがわかっています。

より効果を実感できるジョグウォーク

前項でいろいろな歩き方を紹介しましたが、私の研究室で大きな成果が出ているのが、ジョグウォークです。

ジョグウォークとは文字通り、ジョギングとウォーキングを組み合わせたもの。先ほどのインターバル歩行と似ていますが、具体的には、軽くジョギングをしたあとにウォーキングをします。ジョギングの時間を長くとりすぎないことがポイントで、私自身はウォーキング全体で1～3割取り入れています。

さまざまな研究の結果、おすすめは1分間ジョギングして、続けて普通にウォーキングする方法です。ウォーキングは20～30分程度が目安ですが、自分が調子のいいところまで歩きましょう。ジョギングで走ったあとにウォーキングで息を整えるイメージです。

「ジョギング」と聞くと、ハードルが高く感じて敬遠してしまう人もいますが、ジョグウォークは走るのが苦手な人でも取り入れやすいものです。

ただ、走り慣れていない人は1分走るのもなかなかきついので、「100m走ったら、しばらく歩く」「次の電柱まで走ったら、しばらく歩く」など、自分の体力に合わせて工夫しながら、無理のない範囲で行ってみましょう。

まずは1日1万歩を目標に歩く

ウォーキングを毎日続けていると、楽しくなってきます。そしてもっと長く、いろいろなところを歩きたくなるものです。「腎トレ」ウォーキングの初級編では、「2分の筋トレ＋18分のウォーキング」を提案しましたが、慣れてきたら、ぜひ歩く距離と時間を延ばしてみてください。

無理のない範囲で行うのが基本中の基本ですが、歩数が多いほうが効果が高くなります。もちろん、肥満や高血圧、糖尿病などの生活習慣病予防にも、ひいては認知症予防にも、ウォーキングはおすすめです。

では、どれくらいの歩数を歩けばいいのでしょうか。

腎機能アップを目標にするのであれば、最低でも1日トータルで5000歩は歩きましょう。そして目標は1日1万歩！　さまざまな条件設定を行い研究を重ねた結果、1日トータル1万歩歩くことを習慣化すると、自律神経、血圧、体組成、血液データ、睡眠の質などにおいて、大きな効果が出てきます。

「腎トレ」ウォークを完成させるためには、筋トレ→ウォーキングとジョグウォークを組み合わせて、1日トータル1万歩を習慣化することを目指してください。

ここで少し私の話をさせてください。運動についてお話しすると、よく「先生自身はどのくらい歩いているのですか」「どんなことを心がけているのですか」と聞かれます。

実は私の1日の歩数は、ジョギングとウォーキングを合わせて、年間を通して1日トータル1万8000歩ほどです。

ジョグウォークの比率でいうと、ジョギングの割合は1～3割といったところで、ウォーキングといっても、かなり速歩きをしています。

日常的に車を使うことが多いため、いったん大学や病院まで行ったあと移動する際は、意識して歩くようにしています。

例えば、ボストンでハーバード大学医学部からハーバード大学本学までは5・2kmありますが、往復ともジョグウォークするようにしています。日本で大学や病院がある東京の駒場から本郷三丁目へと移動するときも、片道10km程度ありますが、時間が許せば歩くようにしています。1kmを10分程度（歩数にすると1200歩程度）で歩くため、スピードはそれなりに速いかもしれません。

それに加えて病院や大学内ももちろん歩きますし、基本は階段を使用しています。

一般的に都心に電車通勤をしている方の場合、何も意識しなければ1日往復で6000～7000歩くらいではないでしょうか。1万歩にするには、だいたい追加であと30分程度歩く必要があります。それをどうやって捻出するかを考えるのも楽しいものです。

リモートワークなどで日中あまり外出する必要がない方こそ、かなり意識しないと歩くことがなくなってしまいます。家のなかと近所を歩くくらいだと、1日の歩数は2000～3000歩程度。残念ながら、これだけではあまり意味がありません。目安として30分で4000歩、90～100分程度で1万2000歩になります。

これだけ歩くには、歩こうと意識して、その時間を捻出しなければ無理です。私の場合、歩数を増やすために、職場間の移動を歩く他、電話会議の時間も貴重なウォーキングタイムにしています。今はスマホでハンズフリーで話せますので、電話をする用事があるときは、歩きながら電話をすることもあります。慣れてくると、息が弾むこともなく話せます。ただ、交通事故には気をつけて、他の方の迷惑にならないルートを考えることが不可欠です。

電車通勤されている方なら、一駅前で降りて歩く。だいたい一駅は1～2㎞くらいなので、歩数にすると2000歩程度になります。往復行えば4000歩です。その時間を捻出するのが難しければ、隙間時間に歩く、ランチに行くときにあえて遠くの店まで歩くなど、工夫してみましょう。

ウォーキングは何より習慣化することが重要です。仕事や家事などやることはたくさんあると思いますが、それらを圧迫しない程度に楽しみながら続けましょう。

私のおすすめは、いろいろな道を歩くこと。ある程度コースは決まってきてしまいますが、日替わりで変えるなど飽きない工夫も必要です。ジムに行って歩いてもいいですが、やはり屋外で景色を見ながら歩けば、いろいろな気づきもありますし、何より気分がいいものです。

気分よく続けるために、いろいろと工夫してみましょう。雨の日は長く歩くと靴が濡れ、歩くのが億劫《おっくう》になってしまいます。私は雨の日用のスニーカーで歩いていますが、お気に入りのレインシューズを履いて気分を上げてもいいでしょう。

少々マニアックな話になってしまいましたが、「今日は何歩歩いた！」という結果がわかると続けたくなります。私も、この達成感がなければここまで続けられなかったかもしれません。そのためにも、ぜひ歩数計アプリなども活用して、達成感を味わいながら続けてみてください。

筋トレやウォーキングができないときは

寒い日や猛暑日、天候が悪い日など、「腎トレ」ウォーキングができない日や、体力的に筋トレやウォーキングができない人は、家のなかで少しずつでも体を動かすことが大切です。

健康な人でも忘れがちなのが、姿勢の重要性です。正しい姿勢を保つだけでも、筋肉を鍛えることができます。

人間は進化の過程で二足歩行になり、立つようになりました。姿勢を維持することは重力に逆らうことです。そのために、首や背筋、腹筋、足などの抗重力筋を使っています。ですから、立つことはそれだけで筋トレになります。座ることも同じです。

デスクワークが多い人や、家からなかなか出ることができない人は、椅子に座るときに背もたれに寄りかからずに座るようにしてみてください。運動ももちろん大切ですが、私たちが日常、長時間過ごしている立ち姿勢や座り姿勢も意識してみましょう。

先ほど、ふくらはぎが「第二の心臓」といわれているとお話ししました。ふくらはぎは、心臓から遠いところの血液を循環させるポンプ役になってくれます。しかし私はこれに加えて、太ももも大切だと考えています。太ももにある大腿四頭筋《だいたいしとうきん》などは筋肉量が多いため、筋トレ効果が高いからです。

座ったままでもできる、ふくらはぎや太ももなどの下半身を鍛えるエクササイズも紹介しておきましょう。

つま先立ちエクササイズ

1 椅子に座り、両足のかかとを同時に上げていき、つま先立ちになる。

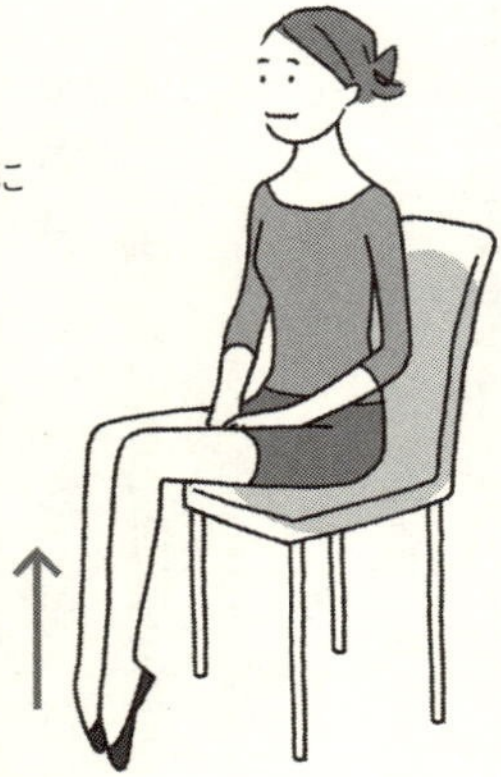

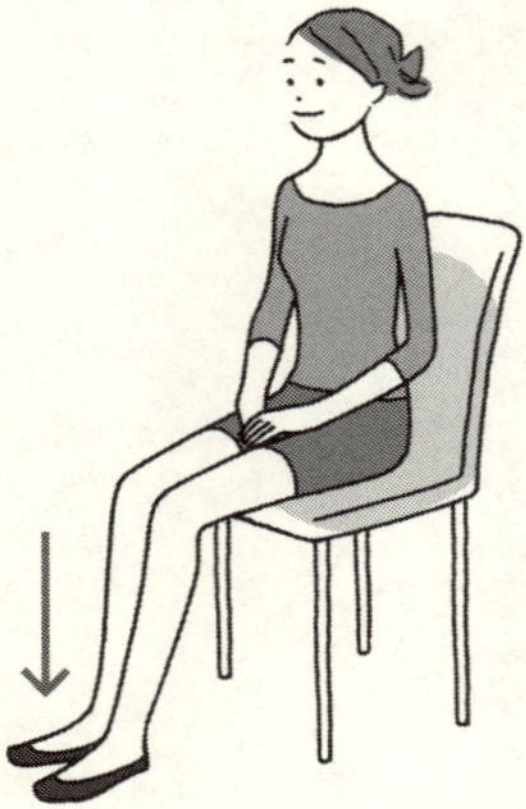

2 両足のかかとを床に下ろす。この動きを、ふくらはぎを意識しながら、なるべくゆっくり繰り返す。

太もも締めエクササイズ

椅子に座り、両方の太ももの内側にギューッと力を入れてくっつけるようにして、10秒間キープする。

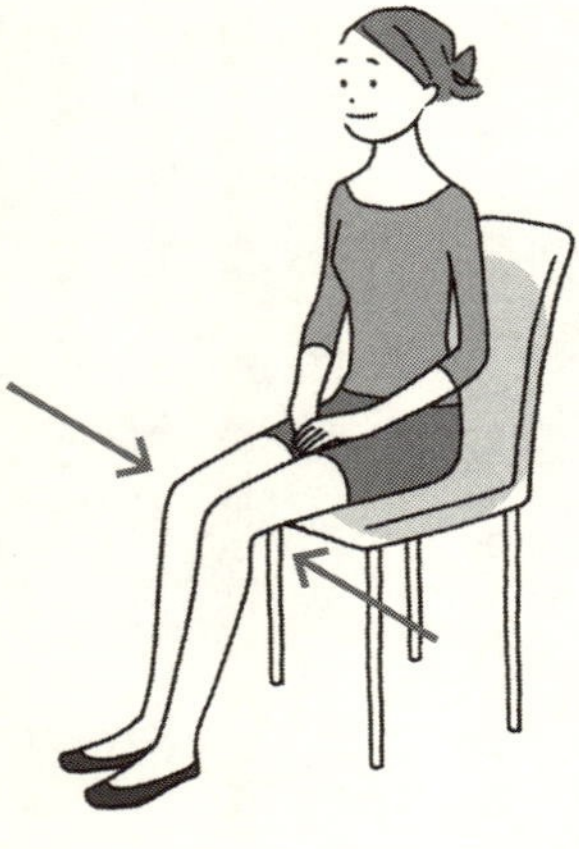

激しい運動は逆効果

運動が楽しくなってくると、もっと負荷の強い、激しい運動にトライしてみたくなってくるかもしれません。

しかし、「腎臓力」アップという意味では、激しい運動はおすすめしていません。なぜなら、過度な負荷をかける運動をすると、筋肉のほうに血流が行ってしまい、腎臓の血流が減ってしまうためです。

体内の血液というものは、基本的に量が一定です。要は、一定量の血液を「どこに配分するか」が行われているわけです。ですから、脳や筋肉などに血液が流れてしまうと、腎臓へ流れる血液は比率として低くなってしまうのです。

実際、過度な運動をすると5〜6割、程度によっては7〜8割も腎臓の血流が低下してしまうというデータもあります。

近年のマラソンブームで、有酸素運動というとマラソンをイメージする方もいます。実際、マラソン大会に参加する人も増えています。ただ、マラソンは体にとって負荷が強いものです。毛細血管を若々しく保つため、腎臓のためには、マラソンはおすすめできません。特に腎機能の低下傾向が認められる方は、担当医と相談しつつ無理のない範囲での運動を心がけてください。

もちろんアスリートも含めて、若いうちは腎臓のキャパも十分にあるので、大きな害はないでしょう。ただ、ある程度年齢を重ねたうえでの激しい運動は、老化や病気の引き金になる活性酸素を大量に発生させ、体内の細胞を傷つけてしまいます。

毛細血管を守り、いつまでも若々しく、長持ちする腎臓のことを考えたら、適度な運動がおすすめです。

「適度な運動」とは、本章でこれまで説明してきた運動ということになります。適度な運動をすると、輸出細動脈が広がることがわかっています。これにより糸球体の圧が下がり、糸球体にかかる負荷も低下します。また、適度な運動をすることで、血管内ではＮＯが出て血圧が下がります。これも腎臓への負担を減らすことになります。

腎臓のためにも健康のためにも、「過度な」運動は控え、「適度な」運動、「腎トレ」ウォーキングを習慣化しましょう。

■ 第6章 ■

「腎トレ」ウォーキング完結編
「腎臓力」を高める食事

腎臓は食事の影響を受けやすい

「腎トレ」ウォーキングの効果を最大限引き出して「腎臓力」を高めるためには、何を食べるかということも、とても重要です。これまで述べてきた通り、腎臓の糸球体は毛細血管のかたまりです。腎臓にいい食事とは、毛細血管にいい食事を考えることとイコールです。そこで毛細血管を傷つけない食事をすることがポイントとなります。

毛細血管を傷つけるのは、なんといっても高血糖です。私たちの体は、糖質を摂ると血液中にブドウ糖が出てきます。これが血糖です。血管内の糖が過剰になると、血管の内皮細胞を傷つけてしまいます。

また、高血圧も毛細血管にダメージを与えます。高血圧を改善するポイントとしては、塩分の摂りすぎに注意をする必要があります。

さらには、高脂質の食事は、血管を詰まらせます。

今現在、腎臓の状態がそれほど悪くない人でも、腎臓をいたわる食生活を心がけることで、「腎臓力」を高めることができます。この章では、腎臓をいたわり、「腎臓力」をアップする食事について紹介します。

「腹7～8分目」は万病のクスリ

昔から「腹8分目がいい」といわれています。これには科学的根拠があることがわかっています。

マサチューセッツ工科大学のレオナルド・ガレンテ教授らの研究グループは、2000年に「長寿遺伝子」を発見しました。ちなみに、ガレンテ教授は私の親友の1人で、ボストンで一緒に共同研究も行っています。

長寿遺伝子は老化の元凶となるフリーラジカルを消去したり、免疫細胞を正常化したりする「サーチュイン」という酵素をつくり出すはたらきを持っています。この遺伝子のスイッチは、通常はオフの状態です。

そのスイッチを入れるのが「カロリーリストリクション（カロリー制限。略称カロリス）」です。カロリスとは、5大栄養素（炭水化物・タンパク質・脂質・ミネラル・ビタミン）をバランスよく摂りながら、1日の総摂取カロリーを標準的な量の7～8割程度に制限する方法です。

逆にいえば、長寿遺伝子はカロリー過多や満腹の状態でははたらかないのです。

1日の総摂取カロリーを減らすといっても、1日の食事の回数を減らすのではありません。1日3食のまま、1食ごとの食事量を減らすのがコツです。ですから今まで朝食抜きだった人も、朝食を摂るようにしましょう。朝食は、朝日を浴びたときと同様、ズレた体内時計をリセットするはたらきがあります。体内時計は光と食事によってリセットされるのです。

長寿遺伝子のスイッチがオンになると、血管内皮細胞が長生きするなど、老化のスピードを遅らせることができ、糖尿病や肥満の予防になることもわかっています。

マウスを使った実験で、栄養分をバランスよく確保したうえで総摂取カロリーを65％程度に抑えたマウスの寿命が、もっとも長くなったというデータもあります。

今まで自分の食欲にまかせて食べていた人が、急に腹7～8分目に減らすのはきついと思うかもしれません。食事量やカロリーを減らしても満足できるコツを紹介しましょう。

【腹7～8分目の食事のコツ】

・器を小さいものに替える

・よく噛んで、ゆっくり食べる
・食べる分だけつくり、つくりすぎない
・大皿に盛らず、小皿などに取り分ける
・温かい汁物や野菜から食べる

血糖値を上げない食べ方のひと工夫

血管にいい食事を考えたとき、「何を食べるか」も大切ですが、その前に、どんなにいいものやいい栄養を摂っても、それが毛細血管を通じて全身に届けられないと意味がないことを知っておいてください。栄養は、必要なときに必要な場所で利用されて、初めて効果を発揮するものです。せっかく血管にいいものを食べるのであれば、「血管にいい食べ方」をしましょう。

食事の摂り方にはコツがあります。それは、ＧＩ（グリセミック・インデックス）値が低いものから食べること。

ＧＩ値とは、ある食品を食べたときに、血糖値がどれだけ早く上がるかを、ブドウ糖を

100とした場合で比較する数値です。

ごはんやパン、パスタ、ジャガイモ、トウモロコシなど、糖質を多く含むものは、高GI（70以上）です。それに対し、肉や魚、乳製品、豆類などのタンパク質を多く含む食品は、低GI（55以下）です。意外かもしれませんが、実は脂質も血糖値をそれほど上げません。

血管内の糖が過剰になると内皮細胞を傷つけてしまうことは、今までお話ししてきた通りです。血管の健康を保つためにも、血糖値を急激に上げない食べ方を意識しましょう。

血糖値を急激に上げないように食べるには、いくつか方法があります。

1つめは、食べる順番に気をつけること。

具体的には、野菜や海藻などの食物繊維を最初に食べます。これらの食品はGI値が低いうえに、糖質の吸収をゆるやかにしてくれる効果があります。

次に、肉や魚などのタンパク質を摂り、最後にごはんやパンなどの糖質を摂るようにすれば、血糖値をゆっくりと上げていくことができます。

2つめが、ゆっくり食べること。早食いは一度に食べ物が体内に入ってきますから、血

食品のＧＩ値

穀物・パン・麺

食品	GI 値
フランスパン	95
菓子パン	95
食パン	91
ビーフン	87
餅	85
精白米	84
うどん	80
胚芽米	70
そうめん	68
スパゲティ	65
十割そば（そば粉 100%）	59
ライ麦パン	58
玄米	56
全粒粉パン	50
春雨	50

野菜・いも類・種実類

食品	GI 値
ジャガイモ	90
トウモロコシ	70
サツマイモ	55
トマト	30
アーモンド	30
ピーナツ	28
キュウリ	23

肉・魚・卵・乳製品・豆腐

食品	GI 値
肉類	45 ～ 49
豆腐	42
魚介類	40 前後
チーズ	35
納豆	33
卵	30
牛乳	25
プレーンヨーグルト	25

調味料・嗜好品

食品	GI 値
白砂糖	110
キャンディー	108
黒砂糖	99
スイートチョコレート	91
はちみつ	88
コーヒー	16
みりん	15
緑茶	10
紅茶	10

なるべくＧＩ値が低い食材から食べるようにする。食べる順番は、
①野菜や海藻などの食物繊維を含むもの
②肉や魚などのタンパク質
③ごはんやパン（糖質）
の順にすることで糖質の吸収がゆるやかになり、血糖値の急上昇を防ぐ。

糖値を急激に上げてしまいます。

食事のときはひと口につき、30回は噛むといいといわれています。噛むことで食べ物の吸収がゆるやかになり、認知症の予防につながるというデータもあります。実際にやってみると、30回噛むのはなかなか難しいものです。30回は無理でも、食べ物を口に入れたらすぐに飲み込まず、「いつもより多めに噛むこと」だけでも意識してみましょう。

もう1つ、「単品食べ」をしないことも大切です。単品食べとは、例えばパスタだけ、○○丼だけ、ラーメンやうどんだけ、という食べ方です。その多くが糖質メインのため、食べるだけで血糖値を上げてしまいます。また、野菜などの食物繊維もあまり摂れません。

食べるなら、サラダや副菜、スープなどの汁物を追加して、糖質メインのものは最後に少なめに食べることをおすすめします。

減塩を長続きさせるコツ

高血圧が塩分摂取と関わっていることはよく知られています。そして毛細血管にも負担をかける高血圧は、慢性腎臓病の発症リスクを高めます。

ここでなぜ塩分を摂りすぎると高血圧の引き金になるか、おさらいしておきましょう。

食事で塩分を摂りすぎると、血液中の塩分濃度が高まります。すると血管内に余分な水分を取り込み、塩分濃度を下げようとします。水分を取り込むことによって血液量が増えるため、結果、血管に圧力が強くかかり、高血圧の原因になります。

また、血液中の塩分濃度が高まると、塩分が血管壁に入り込みます。このこと自体が、血管を収縮させる原因にもなります。加えて、余分な塩分が体内に蓄積し、これを排出するために高い血圧が必要になります。そのために、より一層血圧が高くなってしまい、さらに腎臓が障害を受けるという悪循環になってしまうのです。

日本人の1日の平均塩分摂取量（2019年）は、成人男性で10・9g、成人女性が9・3gと多めです。厚生労働省が推奨している1日あたりの塩分摂取量は、成人男性7・5g未満、成人女性6・5gで、高血圧ではない人でも、摂りすぎに気をつけなければならないレベルです。

日本人の食事摂取基準（2020年版）では、国内外のガイドラインを検討し、高血圧および慢性腎臓病の重症化予防を目的とした量を1日6・0g未満とし、さらに厳しくなっています。

高血圧を予防するにはまず減塩！……とはいえ、あまりに減塩を意識しすぎた食事は味気なく、ストレスもたまります。おいしくなければ、続けることもできません。

減塩について納得できて、実際の食生活にうまく取り込むことができた人は、長く腎臓を元気に保つことができます。実際、私が診ている慢性腎臓病の患者さんでも、低空飛行ながらも、透析療法にまでならずに済んでいる方はたくさんいます。

日々実践したくなる、なおかつ自分に合った食べ方の工夫ができ、それを取り入れていけば、おのずと腎臓力を高めることにつながります。

ここでは、おいしく減塩するためのコツを挙げておきましょう。今は健康な方も、ぜひ取り入れてみてください。


【おいしく減塩するコツ】
・「だし」をうまく取り入れる
・薬味やスパイスを活用する
・味噌汁は野菜をたくさん入れる
・加工食品や外食を食べる回数を減らす

・調味料に含まれる塩分にも注意

塩分を控えることで物足りなくなりがちなときにおすすめなのが、かつお節や昆布、干ししいたけなどを使った和風だしです。だしに含まれるうまみ成分が満足度を上げてくれます。

その他にんにくや小ネギ、大葉、みょうが、しょうが、唐辛子、コショウ、カレー粉など、辛味食材や香辛料、スパイスを使うと、味のアクセントになります。また、すだちやレモンなどの柑橘類《かんきつるい》も、酸味が塩分の少なさをカバーしてくれます。減塩＝薄味という思い込みを捨てて、こうしたものも利用してみましょう。

ある企業の社員食堂を訪れたとき、減塩レシピを提供していました。そこで見かけて、いいいな、と思ったのは山椒《さんしょう》をふりかけた和風パスタでした。よさそうなものはどんどん取り入れてみましょう。

また、味噌汁は、塩分が多いと敬遠されがちですが、野菜などをたくさん入れて具だくさんにすることで味噌の塩分の摂取量を減らすことができます。また、野菜そのものにも血圧を下げる効果を持つものがあります。

外食のメニューは味が濃く、多くの塩分が含まれています。なるべく食べる回数を減らしたり、食べる量を減らしたりしましょう。調味料にも多くの塩分が含まれています。しょうゆは当然ですが、意外に見逃しがちなのがケチャップやソースです。かけすぎに注意しましょう。

加工食品は控えめにしたほうがいい理由

ハムやソーセージ、レトルト食品やインスタント食品などの加工食品にも、塩分が多く含まれています。できるだけ避けましょう。

加工食品は、リンが多く含まれているのも問題です。リンとは人体に必要なミネラルの1つで、カルシウムの次に多く、骨や歯を形成する材料になります。また、細胞膜や核酸の構成成分やエネルギーを発生させるATPという化合物の構成成分になる他、細胞のpHバランスや浸透圧を保つなど、重要なはたらきに関わっています。

腎機能が低下すると、リンは尿から排泄できなくなります。すると血中のリンの濃度が高くなります。この状態を「高リン血症」といいます。

血中のリン濃度が高くなると骨のカルシウムが血中に溶け出しやすくなり、骨がもろくなるのです。

リンには有機リンと無機リンがあります。有機リンは、植物や動物に自然に含まれているリンのことです。リンはタンパク質と結合しているため、豆腐や納豆などの豆類、肉や魚、卵、乳製品などに多く含まれています。

無機リンは食品添加物に含まれているので、ハムやソーセージ、インスタント食品などの加工食品には無機リンが多くなります。有機リンと無機リンの腸からの吸収率を比べると、無機リンのほうが圧倒的に高いため、無機リンの摂取を減らす必要があります。

そもそもリンは多くの食品に含まれているため、基本的に普段の食事で不足することはありません。むしろ、摂りすぎのほうが問題です。腎機能が低下している人はもちろんですが、健康な人でも、吸収率の高い無機リンは意識的に控えましょう。

加工食品にリンが含まれているかどうかは、原材料名をチェックすることでわかります。原材料名のところに「リン酸塩」などと使用されている物質名がそのまま表示されている場合はわかりやすいのですが、「一括名表示」など、食品表示の制度によって表示されていないこともあります。「pH調整剤」「乳化剤」「膨張剤」「かんすい」などの表示があるものには、リンが含まれている可能性があります。
現代の食生活で加工食品をまったく食べずにいることは難しいですが、以下のような無機リンが多く含まれている食品を頭に入れておき、「食べる回数を減らす」ように意識しましょう。

【無機リンを多く含む食品】
ハム、ソーセージ、ウインナー、ベーコン、かまぼこなどの練り物、缶詰、インスタント食品、清涼飲料水、菓子パン、市販のおにぎりやお弁当、冷凍食品、ファストフード、プロセスチーズなど

血管にいい油、悪い油

脂質は摂りすぎると動脈硬化の引き金になりますが、炭水化物、タンパク質とともに3大栄養素の1つであり、体に重要なエネルギー源です。また、脂質は細胞膜の成分やホル

モンの材料にもなります。

血管にいい脂質と悪い脂質を知り、上手に選んで摂りたいものです。

特に、マーガリンやショートニング（市販のクッキーやパンなどに使われている食材）などに含まれるトランス脂肪酸は、血液中のLDL（悪玉）コレステロールを増やし、動脈硬化や心筋梗塞のリスクを高めます。

一方で、血管にいい脂質もあります。その代表が、不飽和脂肪酸のオメガ3系という種類に属している「EPA（エイコサペンタエン酸）」「DHA（ドコサヘキサエン酸）」です。オメガ3系には、炎症を抑制する効果がある他、EPAは血小板凝集抑制効果、いわゆる血液サラサラ効果があるため、動脈硬化や心筋梗塞、脳梗塞の予防効果があることがわかっています。

また、DHAには、脳の情報伝達をスムーズにするはたらきがあり、記憶力をアップさせる効果があります。

EPAやDHAを多く含む食品は、サバ、サンマ、イワシ、マグロ、カツオなどの青魚（背の青い魚）です。EPAやDHAは酸化しやすいため、新鮮なうちに食べるようにしましょう。

また、EPAやDHAの他に、「α《アルファ》-リノレン酸」もおすすめです。アマニ油やエゴマ油には、α-リノレン酸が多く含まれます。スーパーなどで購入できるので、魚が苦手な方はこれらの油を取り入れてみましょう。こちらも同様に酸化しやすいため、加熱調理はせず、生のままドレッシングなどに使うといいでしょう。

おすすめは「地中海食」

血管にいい油としてEPAやDHA、α-リノレン酸を紹介しましたが、それに加えて、オメガ9系のオリーブオイルもおすすめです。EPAやDHA、α-リノレン酸は酸化に弱いため、加熱調理には使えませんが、オリーブオイルは加熱調理できるので、利便性も高いでしょう。

オリーブオイルは、その成分の7～8割が血液中の中性脂肪やコレステロールを減らす作用があるオレイン酸です。抗酸化作用があるポリフェノールも多く含まれ、LDLコレステロールを抑えるなど、動脈硬化の予防も期待できます。

そのオリーブオイルを使った食事として、私がおすすめしているのが「地中海食」です。地中海食は栄養バランスがよく、満足度も高い食事です。

地中海食とは、その名の通り、ギリシャや南イタリアなど地中海沿岸の人たちが食べている食事として知られています。2010年に世界無形文化遺産に登録された伝統料理で、EPAやDHAなどオメガ3系脂肪酸が豊富な魚や、ファイトケミカルやポリフェノールを豊富に含む野菜や果物をふんだんに摂り、オリーブオイル、豆類、ナッツ類、未精製の穀物をよく食べる特徴があります。

その一方で、加工食品はほとんど使わないため、腎臓にもとてもいい食事です。

実際、2014年のハーバード大学の最新研究で、心血管疾患、肥満、糖尿病などの生活習慣病のリスクを低下させる健康的な食事であることが実証されています。

私もハーバード大学において、教授仲間であり親友でもあるステファノス・ケールズ教授とともに、地中海食の健康効果を研究・実証し、その効能を世界的にアピールする活動を行っています。

また、地中海食はダイエット効果もあります。アメリカのコロンビア大学メディカルセンターの研究チームは、7年間にもわたり、地中海式ダイエットが腎臓の健康に与える影響を観察する研究を行いました。

その結果、地中海式ダイエットを実践している人ほど、慢性腎臓病にかかるリスクが低くなることが明らかになったのです。

「地中海食」という言葉から、「日本で手に入りにくい食材を使うのでは？」「調理が面倒なのでは？」と思われがちですが、そうではありません。スーパーで手に入る食材ばかりで、魚介類や野菜を食べるという意味では、日本人にもとてもなじみ深いでしょう。調理に使う油をオリーブオイルに替えるだけでも、効果が期待できるかもしれません。具体的なレシピは「地中海食」で検索すれば、ネット上でもたくさん見つかります。ぜひ試してみてください。

地中海食の特徴は以下の通りです。

【地中海食の特徴】

- 野菜やフルーツをふんだんに使用する
- オリーブオイルを使う
- タンパク質は、魚介類を中心に摂取する

・低脂肪のチーズやヨーグルトを摂取する
・肉類は鶏肉を多めに摂り、牛肉や豚肉は少量摂る
・豆類やナッツ類、ハーブやスパイスなども取り入れる

野菜や果物を多く摂ると、抗酸化作用が期待できますし、肉や乳製品より魚介類を多く摂ることで、オメガ3系脂肪酸が摂れ、炎症を抑えてくれます。また、オリーブオイルはコレステロールを減らすオレイン酸が多いなど、毛細血管にもいいことがたくさんある「地中海食」。ぜひ取り組んでみてください。

もちろん、私たち日本が誇る「和食」もおすすめです。先にお話しした、具だくさんの味噌汁など汁物に主菜1品、副菜2品からなる一汁三菜が基本ですが、旬《しゅん》の新鮮な食材も積極的に取り入れてみましょう。ただ、和食では塩分が多めにならないように注意してください。

地中海食と和食を上手に組み合わせれば、自然に栄養バランスのいい食事になるでしょう。

腎臓病になると、食事制限が必要になる

腎臓は食事の成分の影響を受けやすい臓器です。

塩分も糖分（ブドウ糖）も脂質（コレステロール）も、食事で体内に入ってきた成分は消化吸収されて腎臓の血管に入ってきます。腎臓は毎分1ℓもの血液が入ってきて、腎動脈を通って細かく枝分かれしている輸入細動脈に入り、糸球体に入ってろ過されます。このように、腎臓には食事で摂った成分がダイレクトに影響します。

慢性腎臓病になってしまった場合はもちろん、健康診断などで数値が悪く、「経過観察」を指摘されたときも、悪化する前に早めに手を打つことが重要です。

慢性腎臓病になってしまうと、体にとって必要なものでも制限しなければならなくなります。毎日24時間、休むことなく老廃物や塩分、水分を処理し続けている腎臓の負担を、少しでも減らしてあげるためです。

まず食事で注意するのは、「塩分制限」と「適正なカロリー（エネルギー）摂取」です。腎臓病で入院した患者さんの場合は、これに加えて「タンパク質の適正摂取」もポイントになります。

さらに悪化すると、カリウムやリン、水分などの摂取にも注意が必要になります。

慢性腎臓病は、重症度によってG1からG5まで段階が分けられています。ステージG2までは適正なエネルギー摂取と塩分摂取に気をつければ、健康な人とほとんど変わらない食事が摂れますが、ステージG3aからはタンパク質の摂取制限が加わり、G4からは腎臓専門医の治療が必要となります。

慢性腎臓病の食事のポイントをまとめておきましょう。

・塩分

腎臓には電解質（ナトリウム、カリウム、マグネシウム、リン、塩素など）を調整する役割があります。腎機能が低下した状態で塩分（ナトリウム）を摂ると、ナトリウムをたくさん排泄しなければならなくなり、腎臓に負担がかかります。

ところが、腎機能が低下しているがゆえに、ナトリウムの排泄がうまくいかなくなり、ナトリウムが血液中にたまってしまいます。先に述べたように、これが高血圧につながります。高血圧になればさらに腎臓に負担がかかり、悪化するという悪循環になります。だから塩分の摂取制限が必要なのです。

慢性腎臓病の方の1日の食塩の摂取量は、1日3g以上、6g未満が基本です。日本人の平均食塩の摂取量は1日約10gなので、塩分高めの食事に慣れている人には、かなり厳しい制限です。減塩をして、塩分に頼らずおいしく食べる工夫をしましょう。

・タンパク質

タンパク質は体を構成する重要な栄養素であり、なくてはならないエネルギー源です。そうであるにもかかわらず、なぜ腎臓病になるとタンパク質を制限しなければならないのでしょうか。

実は、タンパク質を摂取して体内で使われたあと、不要な老廃物が残ります。腎機能がきちんとはたらいていれば、これらの老廃物を排出できますが、腎機能が低下していると、老廃物を十分に排出できなくなります。不要な老廃物が体にたまりすぎると、血管を傷つけてしまうため、摂取量を制限しています。

1日のタンパク質の摂取量の目安は、健康なときを100％とすると、60～70％程度です。

ただし、必要以上にタンパク質を制限してしまうと、筋肉量が減る恐れもあります。腎

【BMIと摂取エネルギー量の計算方法】
例：身長160cmの人の場合
標準体重：
1・6×1・6×22＝56・32kg→56kgとして計算（標準体重）
【1日の摂取エネルギー量】56kg×25～35kcal＝1400～1960kcal

臓のためにタンパク質を制限しつつも、適正な量を摂り続けなければなりません。低タンパク＝低エネルギー量にならないようにしましょう。

・エネルギー（カロリー）

慢性腎臓病になると、エネルギー量も適正に調整されます。3大栄養素である糖質（炭水化物）、脂質、タンパク質がエネルギー源です。タンパク質を制限しているため、減らした分を糖質や脂質からエネルギーとして摂る必要があります。

エネルギー制限をする大きな理由は、肥満の予防です。エネルギーを摂りすぎると肥満になり、糖尿病や高血圧、脂質異常症などの生活習慣病につながります。これらが腎機能低下の要因になることは、本書でもお話ししてきた通りです。

ただ、エネルギーが足りなくなると体力が落ちたり、筋肉量が減ったりするため、適正に摂る必要があります。

1日の摂取エネルギー量は、「体重1kgあたり25〜35kcal」です。25〜35kcalと幅があるのは、活動量が低い人は25〜30、適度な活動量の人は30〜35を目安としているためです。また、ここでいう体重とは、標準体重（BMI22）を指します。標準体重（kg）は身長（m）×身長（m）×22で計算します（183ページ上の図参照）。

・カリウム

カリウムは体に欠かすことができないミネラルの1つです。筋肉の収縮に関わっていたり、高血圧やむくみを改善したりするはたらきがあります。塩分（ナトリウム）同様、腎臓によって、血液中に一定の濃度で保たれています。

野菜や果物に多く含まれていますが、腎機能が低下すると、カリウムの排泄がうまくいかなくなり、血液中にたまり、血液のカリウム濃度が高くなります。するとと高カリウム血症となり、吐き気、不整脈、全身倦怠感などの症状が表れ、症状が進むと心停止につながることもあります。

カリウムの制限量は、慢性腎臓病の重症度のステージによって異なります。カリウムを自己判断で減らそうとすると、野菜や果物の摂取量を減らすことにつながり、体にとって重要なビタミンやミネラル、食物繊維まで不足してしまう恐れがあります。必ず医師の指示に従って行いましょう。

・リン

リンは、すでにお話ししたようにミネラルの一種で、骨や歯を形成する材料になるなど重要なはたらきをしています。

腎機能が低下すると、リンは尿から排泄できなくなり、血中のリンの濃度が高くなります。これが「高リン血症」です。血液中に余分なリンが多いと、血液中のカルシウムとのバランスをとるために、骨の中のカルシウムが血液中に溶け出します。過剰なリンとカルシウムが結合すると、結合して血管壁にくっつきます。これが血管の石灰化を招き、動脈硬化になります。

繰り返しになりますが、現代人の食生活は、リンの過剰摂取が問題です。なかでも加工食品の食品添加物に多く含まれる無機リンの摂りすぎには十分に注意しましょう。

14. Hideyuki Negoro. Acute Effects of the 4-4-8 Breathing Technique on Arterial Stiffness in Healthy Young Men. Cardiology Journal, 2024
15. Ryota Kobayashi, Hideyuki Negoro. Habitual isomaltulose intake reduces arterial stiffness associated with postprandial hyperglycemia in middle-aged and elderly people: a randomized controlled trial. Heart and Vessels, 2024;39,123-134.
16. Ryota Kobayashi, Hideyuki Negoro. Acute Effects of Spontaneous Slow Breathing and Prohibition of Media Device use on Cardiac Autonomic Function and Blood Pressure during Sleep in Young Men. Global Journal of Medical Research, 2023;23,7.
17. Hideyuki Negoro, Christos Chatziantonio, Mohammed S Razzaque. Therapeutic potential of 5-aminolevulinic acid and sodium-ferrous citrate for viral insults: relevance to the COVID-19 crisis. Expert review of anti-infective therapy 1-5 2021

参考文献・参考サイト

1.「CKD 診療ガイド 2012」（日本腎臓学会編）https://jsn.or.jp/guideline/ckd2012.php

2. People from low socioeconomic backgrounds could reduce chronic kidney disease risk with regular exercise, study suggests（ブリストル大学 2022 年 7 月 12 日）

3. High fitness levels offset the increased risk of chronic kidney disease due to low socioeconomic status: a prospective study（American Journal of Medicine 2022 年 7 月 8 日）

4. J Cardiol. 2021 Aug;78(2):120-128.

5. 日本における食塩摂取量の現状と減塩推進への課題（厚生労働省）
https://www.mhlw.go.jp/content/10904750/000760248.pdf

6. H Negoro, R Kobayashi. A Workcation Improves Cardiac Parasympathetic Function during Sleep to Decrease Arterial Stiffness in Workers. HEALTHCARE 10(10) 2022

7. H. Negoro et al. Inhibition of hydroxymethylglutaryl-coenzyme a reductase reduces Th1 development and promotes Th2 development. Circulation Research 93(10) 948 - 56 2003

8. H.Negoro et al. Endogenous prostaglandin D2 synthesis reduces an increase in plasminogen activator inhibitor-1 following interleukin stimulation in bovine endothelial cells. Journal of hypertension 20(7) 1347 - 54 2002

9. H.Negoro et al. Endogenous prostaglandin D(2) synthesis decreases vascular cell adhesion molecule-1 expression in human umbilical vein endothelial cells. Life sciences 78(1) 22 - 9 2005

10. H. Negoro et al. H_2O_2 activates G protein, α 12 to disrupt the junctional complex and enhance ischemia reperfusion injury. Proceedings of the National Academy of Sciences of the United States of America 109(17) 6680 - 5 2012

11. H.Negoro et al. Galpha12 regulates protein interactions within the MDCK cell tight junction and inhibits tight-junction assembly. Journal of cell science 121(Pt 6) 814 - 24 2008

12. H Negoro. Effect of Aerobic Exercise Training Frequency on Arterial Stiffness in Middle-Aged and Elderly Women. The Journal of Physical Therapy Science, 2022;34,347-352.

13. Ryota Kobayashi, Hideyuki Negoro. Regular Intermittent Aerobic Exercise Reduces Arterial Stiffness Associated with Postprandial Hyperglycemia in Middle-Aged and Older Individuals. BioMed, 2024;4(1),39-49.

Dedicated to

Hisao, Chiwako, Yoshie, Akiko, Machiko, Nicolas, Timothée and Alexandre Negoro,

Mieko Fukazawa, Yuka Higuchi, Barry Brenner, Joseph Bonventre, Bradley Denker, Jeremy Duffield, Jing Zhou, Martin Pollak, Vijay Yanamadala, Mohammed Razzaque, Christos Chatziantoniou, Stefanos Kales, Charles Czeisler, Jeanne Duffy, Leonard Guarente, David Sinclair, Jack Szostak

青春新書
INTELLIGENCE

こころ涌き立つ「知」の冒険

いまを生きる

"青春新書"は昭和三一年に——若い日に常にあなたの心の友として、その糧となり実になる多様な知恵が、生きる指標として勇気と力になり、すぐに役立つ——をモットーに創刊された。

そして昭和三八年、新しい時代の気運の中で、新書"プレイブックス"にその役目のバトンを渡した。「人生を自由自在に活動《プレイ》する」のキャッチコピーのもと——すべてのうっ積を吹きとばし、自由闊達な活動力を培養し、勇気と自信を生み出す最も楽しいシリーズ——となった。

いまや、私たちはバブル経済崩壊後の混沌とした価値観のただ中にいる。その価値観は常に未曾有の変貌を見せ、社会は少子高齢化し、地球規模の環境問題等は解決の兆しを見せない。私たちはあらゆる不安と懐疑に対峙している。

本シリーズ"青春新書インテリジェンス"はまさに、この時代の欲求によってプレイブックスから分化・刊行された。それは即ち、「心の中に自らの青春の輝きを失わない旺盛な知力、活力への欲求」に他ならない。応えるべきキャッチコピーは「こころ涌き立つ"知"の冒険」である。

予測のつかない時代にあって、一人ひとりの足元を照らし出すシリーズでありたいと願う。青春出版社は本年創業五〇周年を迎えた。これはひとえに長年に亘る多くの読者の熱いご支持の賜物である。社員一同深く感謝し、より一層世の中に希望と勇気の明るい光を放つ書籍を出版すべく、鋭意志すものである。

平成一七年　　刊行者　小澤源太郎

著者紹介

根来秀行〈ねごろ ひでゆき〉

医師、医学博士。ハーバード大学医学部客員教授、ソルボンヌ大学医学部客員教授、奈良県立医科大学医学部客員教授、信州大学特任教授、東京大学客員上級研究員、高野山大学客員教授・評議員、事業構想大学院大学教授。専門は内科学、腎臓病学、抗加齢医学、睡眠医学など多岐にわたり、最先端の臨床、研究、医学教育の分野で国際的に活躍中。2012年に急性腎不全の仕組みの一部を解明し、『PNAS(米国科学アカデミー紀要)』に発表。NHKなどのテレビ、新聞各紙をはじめ、メディアでトップニュースとして報道される。『人は毛細血管から若返る』(小社刊)、『ハーバード&ソルボンヌ大学ドクターが教える! 超休息法』(徳間書店)など著書多数。

100年《ねん》はたらく腎臓《じんぞう》をつくる!
「腎《じん》トレ」ウォーキング

青春新書
INTELLIGENCE

2024年9月15日　第1刷
2024年11月10日　第2刷

著者　根《ね》来《ごろ》秀《ひで》行《ゆき》

発行者　小澤源太郎

責任編集　株式会社プライム涌光
電話　編集部　03(3203)2850

発行所　東京都新宿区若松町12番1号 〒162-0056　株式会社青春出版社
電話　営業部　03(3207)1916　振替番号　00190-7-98602

印刷・中央精版印刷　製本・ナショナル製本

ISBN978-4-413-04703-6